MTAを用いた エンドの臨床

予知性の高いバイオセラミック
マテリアルの応用法

編著 牛窪敏博　神戸 良

医歯薬出版株式会社

◉ 編集・執筆
- 牛窪敏博　大阪府・U'z デンタルクリニック
- 神戸　良　京都府・良デンタルクリニック

◉ 執筆（執筆順）
- 長谷川智哉　朝日大学歯学部口腔機能修復学講座
- 横田　要　大阪府・YOKOTA DENTAL OFFICE
- 山本信一　兵庫県・山本歯科クリニック
- 渡邉浩章　千葉県・ココロ南行徳歯科クリニック
- 山村啓介　東京都・山村歯科医院，東京歯科大学臨床講師

This book was originally published in Japanese
under the title of :

MTA Wo Mochiita Endo No Rinsyo
Yochisei No Takai Baioseramikkumateriaru No Ouyouhou

(Clinical use of MTA in Endodontics
Predictable applications with bioceramic materials)

Editors:

USHIKUBO, Toshihiro
　U'z Dental Clinic

KAMBE, Ryo
　Ryo Dental Clinic

© 2018　1st ed

ISHIYAKU PUBLISHERS, INC.
　7-10, Honkomagome 1 chome, Bunkyo-ku,
　Tokyo 113-8612, Japan

序　文

　バイオセラミックマテリアルとは，生体機能を代行するセラミックスで，傷害を受けた組織の修復・機能回復を目的としており，主として非金属の無機物からなる．代表的なものとしては，ジルコニア，アルミナ，ケイ酸カルシウム，リン酸カルシウム，ハイドロキシアパタイト，Bioactive Glasses，Radiotherapy Glassesがある．もともとは1960年代の医科領域における研究が歯科領域にも応用され，インプラントや骨補填材として開発が進んでいた．その後，1990年代にTorabinejad教授によってケイ酸カルシウムに関するさまざまな研究が行われ，歯内療法分野では革新的でバイオセラミックマテリアルの代名詞となるMTAセメント（ProRoot MTA）が1998年に北米でデンツプライから発売された．そして，わが国では2007年に薬事承認が得られたが，覆髄材としての承認であり，それ以外は目的外使用となっている．

　現在では，このMTAセメントの特許が切れ，各メーカーがこぞって主成分であるケイ酸カルシウムを改良したバイオセラミック製品を開発・販売している．しかし，一言でバイオセラミックマテリアルと言っても，さまざまな成分構成となっており，その用途も多岐に渡る．さらに近年では，MTAセメントに関する書籍は多く発刊されているものの，その内容はエビデンスに基づくものとそうでないものとが混在し，整理が必要と言えるであろう．

　本書は，バイオセラミックマテリアルの定義から，その使用法をより臨床応用しやすいように解説し，さらに各使用目的に関するエビデンスを追記し，多くの臨床家の参考になるよう編集している．一人でも多くの歯科医師がバイオセラミックマテリアルに精通できるよう著者一同願うばかりである．

2018年5月
牛窪 敏博

MTAを用いたエンドの臨床
予知性の高いバイオセラミックマテリアルの応用法

CHAPTER 01 バイオセラミックマテリアルの特徴 ……… 6
〜MTAセメントの優れた性質とは〜

長谷川智哉・牛窪敏博

バイオセラミックマテリアルとは ／ MTAセメントの基本的性質 ／ 物理学的特性 ／ 生物学的特性 ／ なぜMTAセメントを選択するのか ／ 最後に

CHAPTER 02 パーフォレーションリペア（穿孔修復）……… 18

牛窪敏博

パーフォレーションとは ／ パーフォレーションの原因と予後 ／ パーフォレーションの診断と治療法 ／ まとめ

◉ Literature Review

CHAPTER 03 永久歯の根尖破壊への対応 ……… 26

神戸　良・横田　要

根尖破壊が生じている歯に根管充填を行う際の問題点 ／ 根尖破壊が起きた歯の根尖閉鎖の選択肢 ／ MTAセメントをアピカルプラグとして用いる利点 ／ MTAセメントでアピカルプラグを行う際の注意点 ／ まとめ

◉ Literature Review

CHAPTER 04 外科的歯内療法 ……… 34

山本信一

外科的歯内療法における逆根管充填の目的 ／ 逆根管充填材としてのバイオセラミックマテリアル ／ 臨床の実際 ／ MTAセメントの操作 ／ バイオセラミックマテリアルの今後

◉ Literature Review

CHAPTER 05 バイオセラミックシーラーを用いた根管充填 ……… 44

横田　要

根管充填の目的 ／ 根管充填に用いられる材料 ／ 根管充填の術式 ／ バイオセラミックシーラーを用いた根管充填 ／ まとめ

◉ Literature Review

CHAPTER 06 永久歯の生活歯髄保存療法 ……… 54
渡邉浩章

覆髄材としてのMTAセメント ／ MTAセメントを用いた生活歯髄保存療法 ／ MTAセメントを臨床応用する際の注意点 ／ まとめ
- Literature Review

CHAPTER 07 根未完成歯への応用 ……… 64
神戸 良

根未完成歯の治療法 ／ Apexogenesis ／ Apexification ／ Apexogenesis と Apexification の共通点と相違点 ／ Revascularization ／ まとめ
- Literature Review

CHAPTER 08 内部吸収と外部吸収への応用 ……… 76
山本信一

歯根吸収のメカニズム ／ 内部吸収 ／ 侵襲性歯頸部外部吸収 ／ まとめ
- Literature Review

CHAPTER 09 各バイオセラミックマテリアル製品の特徴 ……… 84
山村啓介

覆髄材／根管充填用シーラー／まとめ

バイオセラミックマテリアル製品（覆髄材）製品一覧 ……… 92

Q&A MTAセメントに関する臨床上の疑問に答える ……… 94

Column
専門教育と臨床経験により治療法に違いはあるのか？ ……… 53

歯内療法における新しい材料と技術 ……… 75

索引 ……… 98

バイオセラミックマテリアルの特徴
〜MTAセメントの優れた性質とは〜

長谷川智哉 Tomoya Hasegawa　朝日大学歯学部口腔機能修復学講座
牛窪　敏博 Toshihiro Ushikubo　大阪府・U'z デンタルクリニック

　近年，歯内療法分野は目まぐるしい発展を遂げ，さまざまな機器や材料が登場しただけでなく，治療方法の選択に至るまで多種多様となってきている．なかでも昨今，MTAセメントやバイオセラミックシーラーの総称であるバイオセラミックマテリアルという用語をよく聞くが，実際にはよく認知されておらず，言葉だけが先走りしているのが現状であろう．

バイオセラミックマテリアルとは

1. バイオセラミックスの定義

　近藤[1]は，バイオセラミックスを「生体の構造・機能の代替を行い，あるいは生体情報を収集する事を目的とし，主構成物質が無機，非金属である材料と製品の製造及びその利用に関する技術と科学である」と定義している．一言でわかりやすくいうならば，バイオセラミックスとは「傷害部への修復と再建を目的として生体に用いるセラミックス」のことで，①不活性，②多孔性，③生体活性，④吸収性の4つの性質を有する[2]．

2. 歯科領域でのバイオセラミックスの変遷

　1960年代頃から日本においてもバイオセラミックスに関する研究が多く報告されている．医科領域では傷害部への修復と再建を目的として人工関節や人工耳小骨，骨再建材などに用いられており，歯科領域では主に骨補填材として応用されてきた．
　生体は一般的に体内に異物が混入すると，これを除去するように応答するため，傷害部への修復と再建を目的とした生体材料は異物反応がほとんどない，すなわち生体適合性が良い材料でなければならない．そのため，開発当初は組織反応による炎症や拒絶反応がないことを指標に広く素材が探求され，第一世代として用いられたのが生体不活性材料（アルミナ Al_2O_3 やジルコニア ZrO_2 など）である．これらは，生体組織と材料の界面で化学結合が起こらず，瘢痕組織の形成を最小にすることを目的としていた．

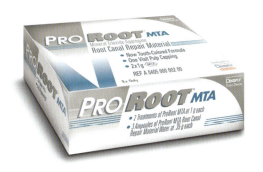

図1　ProRoot MTA（デンツプライシロナ）

　そして，1969年に生体活性の生体ガラスが発見され，1971年にフロリダ大学のHenchら[3]が生体内で骨と結合するNa_2O-SiO_2-CaO-P_2O_5系ガラスを発表したことを皮切りに，第二世代の生体材料であるバイオセラミックスの研究が大きく進むこととなる．また西ドイツのBhaskarら[4]によって，硬組織の成分に近いリン酸三カルシウム（Tri-calcium Phosphate）の人工骨への応用が考えられたのも同時期（1971年）であった．リン酸三カルシウムは骨補填材としての研究開発が先行し，その優れた性質が動物実験などにより明らかにされ，製品化に至っている．

　1976年にはアメリカのJarchoら[5]により，ハイドロキシアパタイト（Hydroxyapatite）の研究がインプラント体や人工骨の分野において開始された．そして，ハイドロキシアパタイトは優れた骨形成能，良好な生体適合性により，周囲組織との一体化を図る第三世代の生体材料として発展していくこととなる．

　以上をまとめると，組織によって被包化される不活性な生体材料が第一世代，生体吸収性または生理活性を有する生体材料が第二世代，血管新生を伴う周囲組織との一体化を図る生体材料が第三世代である[3, 6]．しかしながら，第三世代が最も優秀な材料というわけではなく，使用用途や特性などによって使い分けているのが現状である．

3. 歯内療法分野におけるバイオセラミックス

　歯内療法分野におけるバイオセラミックスは生体活性に含まれ，主成分がケイ酸三カルシウムやケイ酸二カルシウムといったケイ酸塩のものを指す[7]．

　補綴やインプラント分野で発展していたバイオセラミックスが歯内療法分野に取り入れられたきっかけは逆根管充填材である．逆根管充填材には，それまでアマルガムやSuper EBAセメントが用いられてきたが，理想的な材料ではなかった．ロマリンダ大学のTorabinejadのもと，逆根管充填材としてのバイオセラミックスの開発が進められ，1998年にデンツプライより製品化（ProRoot MTA）された（図1）．ProRoot MTAはポルトランドセメント（工業用セメント）を歯科用に精錬し，X線造影材として酸化ビスマスを添加した水硬性セメントである[8]．現在，ProRoot MTAはその良好な封鎖性，生体適合性から，パーフォレーションリペア[9]，直接覆髄[10〜12]，生活断髄，根管充填，根未完成歯の治療[13]，外科的歯内療法[14]，そして再生歯内療法であるRevascularizationと幅広く臨床応用されている（Chapter 2〜4，6〜8参照）．

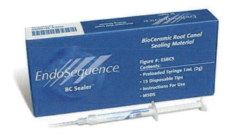

図2　EndoSequence BC Sealer（Brasseler）

　さらに近年では，封鎖性や破折抵抗性の向上を目的に，理想的な根管充填の概念である"根管のモノブロック化[15]"（根管内全体を境目なく単一化すること）を追求するものとしてバイオセラミックシーラーが注目を浴びている（図2）．根管形成におけるコンセプトはCleaning & Shapingであり，Cleaningは細菌やその産生物などの除去，Shapingは根管充填のための機械的拡大という概念に基づく．しかし，バイオセラミックシーラーを用いることにより根管のモノブロック化ができれば，Shapingがほとんど必要なくなり，最小限の形成で済み，より多くの歯質を保存することが可能となる．つまり，根管形成に対するコンセプトが変わる可能性も秘めているが，まだ歴史が浅く，今後のさらなる研究が必要であると思われる（Chapter 5参照）．

　以下では，歯内療法分野におけるバイオセラミックマテリアルの先駆けとなったPro-Root MTA（以下，MTA）の特徴，なぜ支持されているのかをみていきたい．なお，わが国ではMTAは2007年に直接覆髄材として薬事承認を受けているが，それ以外への使用は認められていないため，直接覆髄以外への応用については必ず患者の同意を得たうえで使用しなければならない．

MTAセメントの基本的性質

　MTAは無機質酸化物の複合体であり，ケイ酸三カルシウムやケイ酸二カルシウムなどのケイ酸塩を主成分とし，X線造影材として酸化ビスマスを添加した水硬性セメントである[16]（表1）．水硬性セメントとは，水によって硬化反応が惹起されるセメントのことで，ケイ酸カルシウムの水和反応を図3に示す[8]．MTAは滅菌精製水と3：1の粉液比で混ぜ合わせることによって調製され，水和反応は緩徐に進み，完全硬化するまで平均165±5時間を要する[17]．Pelliccioniら[18]によるMTAの漏洩を調べた研究では，硬化時間を24時間から1週間にすると有意に漏洩スコアが低下したことや，抜去歯の根管をMTAで充填し，細菌の侵入を評価した研究では4時間後よりも2～7日後のほうが有意に細菌の侵入が少なかったことから[19]，臨床においてはMTAを填入してから1週間以降に次のアポイントをとり，硬化確認を行うのが良いであろう．

　硬化までの間に重要となるのが「養生」である．養生とはMTAが硬化するまでの環境を指し，それに伴って物性が変化する．養生条件の違いがMTAの物性に与える影響

表1 MTAの組成

成分	割合（重量%）
酸化カルシウム	44.23
二酸化ケイ素	21.20
酸化ビスマス	16.13
酸化アルミニウム	1.92
酸化マグネシウム	1.35
三酸化イオウ	0.53
塩素	0.43
酸化鉄	0.40
五酸化二リン酸	0.21
酸化チタン	0.11
水+二酸化炭素	14.49

$$2(3CaO \cdot SiO_2) + 6H_2O \rightarrow 3CaO \cdot 2SiO_2 \cdot 3H_2O + 3Ca(OH)_2$$

$$2(2CaO \cdot SiO_2) + 4H_2O \rightarrow 3CaO \cdot 2SiO_2 \cdot 3H_2O + Ca(OH)_2$$

図3　MTAの水和反応

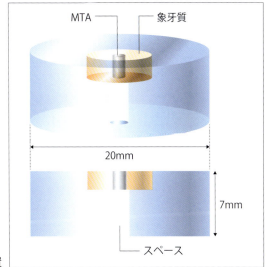

図4　押し出し試験に用いた装置

を調査した研究がある[20]．図4のようにスライスされた象牙質の中心にダイヤモンドポイントで穴をあけ，MTAを充填し，Wet群は標本下部のスペースに湿綿球を入れてMTAと直接接触させ，湿度が保たれる密閉された容器で硬化させた．Dry群は水分のない密閉された容器で硬化させた．硬化期間後に押し出し試験を行った結果，Wet群はDry群に比べて有意に押し出し強度などが高く，特にMTAの硬化時間に近い練和後7日では表2に示すように2倍以上の値となっている．押し出し強度はMTAの物性において重要な因子とされ，たとえば強度が弱いと，パーフォレーションリペアを行っても修復歯が機能することでMTAが維持されずに脱落する可能性がある．本研究より，硬化までは乾燥を避けた「湿潤養生」がMTAを用いるうえで基本となることがわかる．ここで注意しなければならないのは，練和後のMTAが水分を新たに吸収するわけではないということである．MTAの硬化に必要な水分はあくまで練和時に与えられ，その後は湿潤状態で養生することが必要なのである．

表2 練和後7日の養生条件の違いによる押し出し強度の比較（Gancedo-Caravia 2006[20]）

養生条件	最大応力（Kg）		押し出し強度（MPa）	
	平均	標準偏差	平均	標準偏差
Dry群	4.2560	1.5346	4.7484	1.7121
Wet群	8.8785	4.3601	9.9057	4.8646

物理学的特性

1. 封鎖性

　封鎖性は，歯内療法材料にとって最も重要な性質の一つである．なぜなら根管治療においては，感染源を可及的に除去した後，封鎖性の高い根管充填材により根管内に細菌を埋葬し，根尖孔外へ起炎物質の漏出を防ぐと同時に，治療後の再感染を防止することが必要だからである．また，生活歯髄保存療法（以下，VPT：Vital Pulp Therapy）においては，露髄した歯髄の治癒は覆髄材の薬効に依存するものではなく，覆髄材の細菌漏洩を防止する能力が必要になる[21]ため，封鎖性の高い材料が必須となる．

　ここでは，MTAの封鎖性を根管充填材，逆根管充填材，パーフォレーション修復材，根未完成歯に対する根尖封鎖材に分けて考察していきたい．

(1) 根管充填材としてのMTA

　Vizgirdaら[22]は，ウシの歯にガッタパーチャを用いて側方加圧根管充填，垂直加圧根管充填を行ったものと，MTAで根管充填を行ったものとで色素浸透を比較したところ，側方加圧および垂直加圧根管充填のほうがMTAより色素浸透が少ないことを報告した．しかし本結果より，MTAがガッタパーチャよりも封鎖性に劣り，根管充填材として相応しくないと早とちりをしてはならない．VizgirdaらはMTAを根管充填する際にレンツロを用いていたため，緊密な充填ができていなかったことが考えられる．実際に，Chogleら[19]は根管充填材としてMTAの封鎖性を評価し，MTAを9 mm根管充填することで細菌侵入を抑制できると報告しており，それ以外にも封鎖性の面で根管充填材として優れていることを示す報告が多い．

(2) 逆根管充填材としてのMTA

　Sánchezら[23]は，ランダム化比較試験（RCT）において逆根管充填材としてMTAがSuper EBA，アマルガム，IRMと比較して，細菌および色素の浸透をより防止することを示した．またLambら[24]によれば，歯根端切除術後，切除部から歯冠側にMTAが3 mm存在していれば漏洩がなかったと報告している．しかし，2 mm以下であった場合には多くの漏洩を認めたことから，MTAを用いて逆根管充填する際は3 mm以上の厚みがあることが望まれる．

（3）パーフォレーション修復材としてのMTA

パーフォレーション修復材としてのMTAの封鎖性については，色素浸透試験，流体濾過試験，細菌侵入試験を行った多くの文献で，他の材料と比較してその優位性を認めている[25〜27]．なお，MTAの欠点の一つとして長い硬化時間が指摘されており，パーフォレーションリペアの際にMTAの凝固に影響することなく，MTAの上に設置できる永久修復材の研究がなされている．Nandiniら[28]によれば，MTAを設置してから45分後にグラスアイオノマーセメントを使用しても，MTAの硬化には干渉しなかったと報告されているが，結論を出すまでには至っていない．

（4）根未完成歯に対する根尖封鎖材としてのMTA

根未完成歯に対する根尖封鎖とは，根尖がラッパ状に開大しているものに対する根尖封鎖を指す．Mattら[29]は，メチレンブルーを用いた色素浸透試験で根尖部封鎖材としてMTAは有意に色素侵入を抑えたと報告しているが，この実験モデルの欠点としてMTAがメチレンブルーを脱色することがあげられる[30]．Hachmeisterら[31]は，細菌侵入を評価した研究において，歯冠側からのアプローチにて行った方法では70日目ですべてのサンプルに細菌侵入を認めたのに対し，根尖側よりアプローチした方法では同じ期間で20％しか細菌侵入を認めなかった．このことから根未完成歯に対してMTAを使用する場合，その充填方法が封鎖性において重要な役割を果たす可能性がある．

また，MTAの厚みが5 mmある場合は細菌侵入を防止したとの報告[32]があることから，充填する厚みの参考になるかもしれない．

（5）まとめ

封鎖性を評価する主な実験系としては，色素浸透性を評価する方法，流体濾過装置を用いる方法，細菌侵入を評価する方法があるが，すべてにおいてMTAの封鎖性は良好であることが示されている．しかし，臨床医はその限界，つまり充填する際の長さのコントロールが困難なこと，空隙を生じる可能性があること，MTAの除去が困難なことを認識しなくてはならない．そして，その操作や充填には熟練が必要であり，その手技次第では封鎖性を損なう可能性があることを理解したうえで用いなければならない．

2．機械的強度

機械的強度とは，その材料のもつ変形や破壊に対する耐久度を示す指標であり，圧縮強度，曲げ強度，押し出し強度の点からMTAを評価してみたい．

（1）圧縮強度

圧縮強度とは，圧縮荷重に対して材料がもちこたえることができる最大応力のことである．MTAの圧縮強度は，練和24時間後ではアマルガム，IRM，Super EBAと比較して有意に小さいが，3週間後にはIRM，Super EBAと有意差がない値まで大きくなるという報告がある[33]．この理由としては，MTAの主成分であるケイ酸二カルシウムの水和反応速度がケイ酸三カルシウムより緩徐であるため，圧縮強度と引張強さが練和から数日を経て最大に達するためと考えられる[34]．これを裏付けるように，経過時間による圧縮強度の変化を調べた研究では，練和から2〜7日間，湿潤状態に保たれたMTAは4時間経過のものと比較して大きな圧縮強度を示した[19]．

また最近の研究では，MTAを使用する部位の前処理に使用する薬剤が問題となっている．前処理としてMTAD（次亜塩素酸ナトリウムと抗菌薬の合剤）やEDTAを用いると，物性が低下するとの報告がある[35]．また，37％リン酸エッチングを行うことにより，有意に圧縮強度が低下したことを示す報告があり，研究者らはMTAを設置後，レジンによる修復処置は少なくとも96時間経ってから行うべきとしている[36]．

（2）曲げ強度

　曲げ強度とは，曲げ試験において材料が破壊に至るまでの最大荷重をもとに算出した応力値であり，引張試験における引張強度に相当するものである．Walkerら[37]は，MTA設置後の湿潤状態において，水分供給が1方向からよりも2方向からあるほうが24時間後に有意に大きな曲げ強度を示したと報告している．しかし，72時間後では曲げ強度が減少したことから24時間後に湿綿球を除去すべきとしている（表3）．

（3）押し出し強度

　前述したように，修復後に歯が機能することによってMTAが脱離する可能性があり，押し出し強度は重要な因子である．Loxleyら[38]は，歯質に対して酸化剤を用いた場合のMTA，IRM，Super EBAの押し出し強度を計測した結果，MTAはIRMやSuper EBAと比較して低い押し出し強度を示した．これは，Walking Bleach（漂白剤の使用）後にMTAを用いると，押し出し強度が低下する可能性があることを示唆している．しかし，それ以外の湿潤条件下での硬化においては，IRMやSuper EBAと同程度の強度を示しており，Caraviaら[39]も湿潤条件下の重要性を示している．

（4）まとめ

　さまざまな研究からMTAを設置後に十分な湿潤条件下であれば，MTAは十分な機械的強度を得ることができると考えられる．しかしながら，文献によっては湿潤状態における硬化時間を長くすることが必ずしも機械的強度を増加するわけではないことから，総合的に判断することが必要となる．

生物学的特性

1. 抗菌性

　MTAは練和3時間後にはpH 12.5の強アルカリ性となり[40]，抗菌性の環境を作り出す[41]．この強アルカリ性は水和反応で生じる水酸化カルシウムによるものである[8]．硬化後も水酸化物イオンやカルシウムイオンの持続的遊離が生じることが報告されており[8, 42]，薬理効果が期待できると考えられる．また，MTAの*Candida albicans*に対する抗真菌作用を評価し，練和時のMTAの濃度が50 mg/ml以上では有効であるとした報告もある[43]．しかし，*E. faecalis*や*S. sanguis*についてはMTAの濃度低下により効果減弱が報告されているため，練和時の粉液比にも注意が必要である[44]（表4）．MTAの練和はセメント1 gに対して水0.35 gとなっているが，この状態ではあまりにも緩く，操作性が悪い．そのため，臨床では水分を少なくして粉液比を高くすることもあるが，前述したように水分量の低下に伴う硬化不良を起こすことがあるため，注意が必要である．

表3 MTAの硬化条件の違いによる曲げ強度の比較（Walker 2006[37]）

硬化条件	曲げ強度（MPa）
24時間両面を湿潤硬化	14.27 ± 1.96
24時間片面を湿潤硬化	10.77 ± 1.44
72時間両面を湿潤硬化	11.16 ± 0.96
72時間片面を湿潤硬化	11.18 ± 0.99

表4 MTAの濃度による S. sanguis に対する効果（Al-Hezaimi 2006[44]）

時間	MTA濃度（mg/ml）				
	50	25	12.5	6.25	3.12
0	＋	＋	＋	＋	＋
24	－	－	－	＋	＋
48	－	－	－	＋	＋
72	－	－	－	＋	＋

*細菌増殖を示した場合は＋，示さなかった場合は－で表示

　抗菌性や抗真菌性に対しては矛盾した結果を報告している文献も存在しているが，それらは濃度や微生物に対する検査方法に起因すると思われ[45]，現時点ではMTAには抗菌性および抗真菌性の効果があると考えられる．

　また近年では，MTA粉末と練和する滅菌精製水を他の溶液にし，その抗菌性を比較した研究が報告されている．たとえば，滅菌精製水を2％クロルヘキシジンに置き換えることで，E. faecalisに対して抗菌性が向上したことが報告されている[46]．また，生体適合性においても良好であるとの報告があり[47]，その有用性が期待されるが，一方で，圧縮強度の減少[46]や細胞にアポトーシスを引き起こす可能性[48]などが示唆されており，臨床応用には至っておらず，今後のさらなる研究が期待される．

2. 生体適合性

　MTAの生体適合性については，他の歯科材料と比較しても非常に優れていることは周知の事実である．in vitro（生体外モデル）試験においても，MTAの細胞に対する傷害性が水酸化カルシウム製剤と比較して軽度であることや，培養細胞に対しても分化・活性化を誘導することが報告されている[49]（図5）．また，直接覆髄における in vivo（生体内モデル）試験においても，被蓋硬組織形成では優れた組織学的評価を示している[11]．さらにMasudaら[50]によれば，ウサギの耳の微小循環におけるMTAの効果を評価したところ，MTA設置から4週後に微小循環が完全に回復し，さらに新生血管の形成も確認されたとしている．微小循環の回復および新生血管の形成は創傷治癒の過程において必要不可欠であり，創傷治癒を阻害しないことは生体適合性を考えるうえで大きな利点となる．

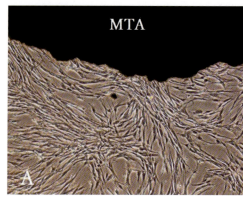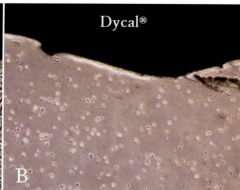

図5 hDPSC（ヒト歯髄由来幹細胞）播種48時間後
A：MTA．細胞活性が認められる
B：Dycal．細胞活性がほとんど認められない

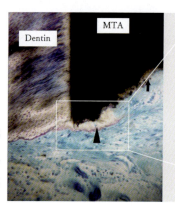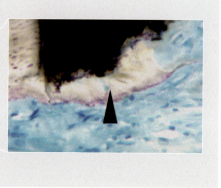

図6 MTA上に形成されたセメント質様構造と新生セメント質（Baek 2005[51]より許諾を得て掲載）
象牙質縁から発生したセメント質様硬組織がMTA上に形成されており，MTAの優れた生体適合性を示唆している

　ここで，MTAがその生体適合性の高さから周囲組織の治癒や再生を期待した治療に有用であることを示唆した文献[51]を紹介したい．ビーグル犬の臼歯を露髄させ，根管内にプラークを接種し，意図的に根尖性歯周炎を惹起させ，X線写真にて根尖部透過像を確認後，根管治療を行い，歯根端切除術を行った．このとき使用した逆根管充填材によりアマルガム群，Super EBA群，MTA群に分類し，4カ月後に病理切片を作製し，組織学的評価を行ったところ，MTA群が最も良好な結果を示した．最も重要なのは，MTA群にだけ材料に接した部位に新しいセメント質様硬組織の形成が起こったことであり，それは根尖孔の生物学的封鎖がMTAにおいて起こる可能性を示唆している（図6）．このように生体適合性に優れ，根尖孔の生物学的封鎖が可能であれば，たとえ経年的にMTAの封鎖性が失われたとしても根尖歯周組織の恒常性が保たれる可能性がある．もちろん，MTAの生体適合性を支持する文献はこれらにとどまらず多数存在し，臨床的に有利と思われる．

なぜMTAセメントを選択するのか

　数多く存在する歯科材料のなかで，なぜ歯内療法においてMTAを選択するのであろうか．歯内療法の予後において最も問題になるのは"細菌漏洩"である．いくら無菌的処置にて治療を行っても，その後に漏洩があれば失敗に終わってしまう．逆に漏洩をコ

ントロールできれば成功に導くことが可能な症例も増えるはずである．漏洩をコントロールするには歯科材料の有する"封鎖性"に頼ることになり，MTAを選択する第一の理由がそこにある．物理学的特性で記述したが，さまざまなケースにおいてMTAは他の歯科材料よりも優れた封鎖性を示している．現代歯内療法の礎となったKakehashiら[52]の報告では細菌さえ存在しなければ歯髄が治癒する可能性を示していることから，VPTにおいては感染源を除去した後，コロナルリーケージ（歯冠側からの漏洩）を防ぐために十分な封鎖を行う必要がある．また，Fabriciusら[53]により根尖性歯周炎が細菌感染症であることが証明されたことから，外科的歯内療法においてはアピカルリーケージ（根管から根尖孔外への漏洩）を防ぐためには十分な封鎖性のある逆根管充填材が必要となる．そのため，MTAの最も優先されるべき特性としては優れた封鎖性と言えるであろう．

次に重要なのは生体適合性である．従来の歯科材料では生体組織に接する部位に貼付・充填すると，その材料の組織為害性が問題となり，炎症性細胞の浸潤を起こして創傷治癒が遅れる，もしくは進まない傾向にあった．しかし，MTAは創傷治癒を阻害しないことがわかっており，治癒遅延を起こすことなく，良好な予後を得ることができる可能性が高くなる．

最後に親水性である．MTAは水との水和反応によって硬化する水硬性セメントである．多くの歯科材料は湿潤下では硬化に悪影響を及ぼすのに対し，MTAは湿潤下でむしろ硬化が完全なものとなることから，生体適合性と併せて考慮すると組織に直接接触しても使用できるという点で大きな利点となっている．

MTAを選択する理由は以上に記述した限りではないが，封鎖性，生体適合性，親水性が1つのセメントに備わっていることが他の歯科材料と比べ大きな差である．しかし，利点だけでなく欠点も存在する．われわれはその欠点も考慮して臨床に臨まなければならない（考慮すべき事項については各章を参照）．

最後に

須田[54]は，日本歯内療法学会誌に投稿された論文の序説で，「新しい機器・材料に精通することは，歯内療法を志す者にとって必要不可欠である．しかし，同時にわれわれ歯科医師は歯内療法の基盤となる事項を忘れてはならない．ややもすれば，われわれは安易に万能薬やスーパーテクニックを求めがちであるが，まず歯内療法の基本的事項を遵守すべきである」と述べている．MTAを主としたバイオセラミックスは優れた材料ではあるが，万能薬ではない．歯内療法を成功に導くためには「術前の正確な診断」と「インフェクションコントロール（感染管理）」が重要であり[55]，バイオセラミックマテリアルを用いて得られる有益な結果はこのうえに成り立つものである．つまり，適応症に対して適切な方法でバイオセラミックマテリアルを用いなければ失敗することは明白であり，これらを理解することによって，はじめて患者利益を守ることができるということを忘れてはならない．このことを念頭においたうえでバイオセラミックマテリアルを臨床に活かしていただければ幸いである．

文 献

1) 近藤和夫．生体親和性バイオセラミックスの開発と実用化に関する研究．Thesis. 2000.
2) Hench LL. Bioceramics: from concept to clinic. J Am Ceram Soc. 1991; 74: 1487-1510.
3) Hench LL. The story of Bioglass. J Mater Sci Mater Med. 2006; 17: 967-978.
4) Bhaskar SN, Brady JM, Getter L, Grower MF, Driskell T. Biodegradable ceramic implants in bone. Electron and light microscopic analysis. Oral Surg Oral Med Oral Pathol. 1971; 32: 336-346.
5) Jarcho M, Bolen CH, Thomas MB, Bobick J, Kay JF, Doremus RH. Hydroxylapatite synthesis and characterization in dense polycrystalline form. J Mater Sci. 1976; 11: 2027-2035.
6) Hench LL, Polak JM. Third-generation biomedical materials. Science. 2002; 295: 1014-1017.
7) Shen Y, Peng B, Yang Y, Ma J, Haapasalo M. What do different tests tell about the mechanical and biological properties of bioceramic materials？ Endod Topics. 2015; 32: 47-85.
8) Okiji T, Yoshiba K. Reparative dentinogenesis induced by mineral trioxide aggregate: a review from the biological and physicochemical points of view. Int J Dent. 2009; 2009: 464280.
9) Mente J, Leo M, Panagidis D, Saure D, Pfefferle T. Treatment outcome of mineral trioxide aggregate: repair of root perforations-long-term results. J Endod. 2014; 40: 790-796.
10) Mente J, Hufnagel S, Leo M, Michel A, Gehrig H, Panagidis D, Saure D, Pfefferle T. Treatment outcome of mineral trioxide aggregate or calcium hydroxide direct pulp capping: long-term results. J Endod. 2014; 40: 1746-1751.
11) Mente J, Geletneky B, Ohle M, Koch MJ, Friedrich Ding PG, Wolff D, Dreyhaupt J, Martin N, Staehle HJ, Pfefferle T. Mineral trioxide aggregate or calcium hydroxide direct pulp capping: an analysis of the clinical treatment outcome. J Endod. 2010; 36: 806-813.
12) Aguilar P, Linsuwanont P. Vital pulp therapy in vital permanent teeth with cariously exposed pulp: a systematic review. J Endod. 2011; 37: 581-587.
13) Mente J, Leo M, Panagidis D, Ohle M, Schneider S, Lorenzo Bermejo J, Pfefferle T. Treatment outcome of mineral trioxide aggregate in open apex teeth. J Endod. 2013; 39: 20-26.
14) Baek SH, Lee WC, Setzer FC, Kim S. Periapical bone regeneration after endodontic microsurgery with three different root-end filling materials: amalgam, SuperEBA, and mineral trioxide aggregate. J Endod. 2010; 36: 1323-1325.
15) Tay FR, Pashley DH. Monoblocks in root canals: a hypothetical or a tangible goal. J Endod. 2007; 33: 391-398.
16) Asgary S, Parirokh M, Eghbal MJ, Brink F. Chemical differences between white and gray mineral trioxide aggregate. J Endod. 2005; 31: 101-103.
17) Torabinejad M, Watson TF, Pitt Ford TR. Sealing ability of a mineral trioxide aggregate when used as a root end filling material. J Endod. 1993; 19: 591-595.
18) Pelliccioni GA, Vellani CP, Gatto MR, Gandolfi MG, Marchetti C, Prati C. Proroot mineral trioxide aggregate cement used as a retrograde filling without addition of water: an *in vitro* evaluation of its microleakage. J Endod. 2007; 33: 1082-1085.
19) Chogle S, Mickel AK, Chan DM, Huffaker K, Jones JJ. Intracanal assessment of mineral trioxide aggregate setting and sealing properties. Gen Dent. 2007; 55: 306-311.
20) Gancedo-Caravia L, Garcia-Barbero E. Influence of humidity and setting time on the push-out strength of mineral trioxide aggregate obturations. J Endod. 2006; 32: 894-896.
21) Cox CF, Keall CL, Keall HJ, Ostro E, Bergenholtz G. Biocompatibility of surface-sealed dental materials against exposed pulps. J Prosthet Dent. 1987; 57: 1-8.
22) Vizgirda PJ, Liewehr FR, Patton WR, McPherson JC, Buxton TB. A comparison of laterally condensed gutta-percha, thermoplasticized gutta-percha, and mineral trioxide aggregate as root canal filling materials. J Endod. 2004; 30: 103-106.
23) Fernández-Yáñez Sánchez A, Leco-Berrocal MI, Martínez-González JM. Metaanalysis of filler materials in periapical surgery. Med Oral Patol Oral Cir Bucal. 2008; 13: E180-185.
24) Lamb EL, Loushine RJ, Weller RN, Kimbrough WF, Pashley DH. Effect of root resection on the apical sealing ability of mineral trioxide aggregate. Oral Surg Oral Med Oral Pathol Oral Radiol Endod. 2003; 95: 732-735.
25) Lee SJ, Monsef M, Torabinejad M. Sealing ability of a mineral trioxide aggregate for repair of lateral root perforations. J Endod. 1993; 19: 541-544.
26) Weldon JK Jr, Pashley DH, Loushine RJ, Weller RN, Kimbrough WF. Sealing ability of mineral trioxide aggregate and super-EBA when used as furcation repair materials: a longitudinal study. J Endod. 2002; 28: 467-470.
27) Nakata TT, Bae KS, Baumgartner JC. Perforation repair comparing mineral trioxide aggregate and amalgam using an anaerobic bacterial leakage model. J Endod. 1998; 24: 184-186.
28) Nandini S, Ballal S, Kandaswamy D. Influence of glass-ionomer cement on the interface and setting reaction of mineral trioxide aggregate when used as a furcal repair material using laser Raman spectroscopic analysis. J Endod. 2007; 33: 167-172.
29) Matt GD, Thorpe JR, Strother JM, McClanahan SB. Comparative study of white and gray mineral trioxide aggregate (MTA) simulating a one- or two-step apical barrier technique. J Endod. 2004; 30: 876-879.

30) Wu MK, Kontakiotis EG, Wesselink PR. Decoloration of 1% methylene blue solution in contact with dental filling materials. J Dent. 1998; 26: 585-589.

31) Hachmeister DR, Schindler WG, Walker WA 3rd, Thomas DD. The sealing ability and retention characteristics of mineral trioxide aggregate in a model of apexification. J Endod. 2002; 28: 386-390.

32) Al-Kahtani A, Shostad S, Schifferle R, Bhambhani S. In-vitro evaluation of microleakage of an orthograde apical plug of mineral trioxide aggregate in permanent teeth with simulated immature apices. J Endod. 2005; 31: 117-119.

33) Torabinejad M, Hong CU, McDonald F, Pitt Ford TR. Physical and chemical properties of a new root-end filling material. J Endod. 1995; 21: 349-353.

34) Sluyk SR, Moon PC, Hartwell GR. Evaluation of setting properties and retention characteristics of mineral trioxide aggregate when used as a furcation perforation repair material. J Endod. 1998; 24: 768-771.

35) Uyanik MO, Nagas E, Sahin C, Dagli F, Cehreli ZC. Effects of different irrigation regimens on the sealing properties of repaired furcal perforations. Oral Surg Oral Med Oral Pathol Oral Radiol Endod. 2009; 107: e91-95.

36) Kayahan MB, Nekoofar MH, Kazandağ M, Canpolat C, Malkondu O, Kaptan F, Dummer PM. Effect of acid-etching procedure on selected physical properties of mineral trioxide aggregate. Int Endod J. 2009; 42: 1004-10014.

37) Walker MP, Diliberto A, Lee C. Effect of setting conditions on mineral trioxide aggregate flexural strength. J Endod. 2006; 32: 334-336.

38) Loxley EC, Liewehr FR, Buxton TB, McPherson JC 3rd. The effect of various intracanal oxidizing agents on the push-out strength of various perforation repair materials. Oral Surg Oral Med Oral Pathol Oral Radiol Endod. 2003; 95: 490-494.

39) Gancedo-Caravia L, Garcia-Barbero E. Influence of humidity and setting time on the push-out strength of mineral trioxide aggregate obturations. J Endod. 2006; 32: 894-896.

40) Fridland M, Rosado R. MTA solubility: a long term study. J Endod. 2005; 31: 376-379.

41) Eldeniz AU, Hadimli HH, Ataoglu H, Ørstavik D. Antibacterial effect of selected root-end filling materials. J Endod. 2006; 32: 345-349.

42) Han L, Kodama S, Okiji T. Evaluation of calcium-releasing and apatite-forming abilities of fast-setting calcium silicate-based endodontic materials. Int Endod J. 2015; 48: 124-130.

43) Al-Hezaimi K, Al-Hamdan K, Naghshbandi J, Oglesby S, Simon JH, Rotstein I. Effect of white-colored mineral trioxide aggregate in different concentrations on Candida albicans in vitro. J Endod. 2005; 31: 684-686.

44) Al-Hezaimi K, Al-Shalan TA, Naghshbandi J, Oglesby S, Simon JH, Rotstein I. Antibacterial effect of two mineral trioxide aggregate (MTA) preparations against Enterococcus faecalis and Streptococcus sanguis in vitro. J Endod. 2006; 32: 1053-1056.

45) Parirokh M, Torabinejad M. Mineral trioxide aggregate: a comprehensive literature review — Part I: chemical, physical, and antibacterial properties. J Endod. 2010; 36: 16-27.

46) Holt DM, Watts JD, Beeson TJ, Kirkpatrick TC, Rutledge RE. The anti-microbial effect against enterococcus faecalis and the compressive strength of two types of mineral trioxide aggregate mixed with sterile water or 2% chlorhexidine liquid. J Endod. 2007; 33: 844-847.

47) Sumer M, Muglali M, Bodrumlu E, Guvenc T. Reactions of connective tissue to amalgam, intermediate restorative material, mineral trioxide aggregate, and mineral trioxide aggregate mixed with chlorhexidine. J Endod. 2006; 32: 1094-1096.

48) Hernandez EP, Botero TM, Mantellini MG, McDonald NJ, Nör JE. Effect of ProRoot MTA mixed with chlorhexidine on apoptosis and cell cycle of fibroblasts and macrophages in vitro. Int Endod J. 2005; 38: 137-143.

49) Torabinejad M, Parirokh M. Mineral trioxide aggregate: a comprehensive literature review — part II: leakage and biocompatibility investigations. J Endod. 2010; 36: 190-202.

50) Masuda YM, Wang X, Hossain M, Unno A, Jayawardena JA, Saito K, Nakamura Y, Matsumoto K. Evaluation of biocompatibility of mineral trioxide aggregate with an improved rabbit ear chamber. J Oral Rehabil. 2005; 32: 145-150.

51) Baek SH, Plenk H Jr, Kim S. Periapical tissue responses and cementum regeneration with amalgam, SuperEBA, and MTA as root-end filling materials. J Endod. 2005; 31: 444-449.

52) Kakehashi S, Stanley HR, Fitzgerald RJ. The effects of surgical exposures of dental pulps in germ-free and conventional laboratory rats. Oral Surg Oral Med Oral Pathol. 1965; 20: 340-349.

53) Fabricius L, Dahlen G, Holm SE, Moller AJ. Influence of combinations of oral bacteria on periapical tissues of monkeys. Scand J Dent Res. 1982; 90: 200-206.

54) 須田英明. わが国における歯内療法の現状と課題. 日歯内療誌. 2011; 32: 1-10.

55) Bergenholtz G. Factors in pulpal repair after oral exposure. Adv Dent Res. 2001; 15: 84.

CHAPTER 02

パーフォレーションリペア（穿孔修復）

牛窪敏博 Toshihiro Ushikubo　大阪府・U'zデンタルクリニック

　パーフォレーション（穿孔）については，以前は予後が悪く，抜歯が妥当であるとの考え方が多かった．これは，アマルガムやユージノールセメントが主な修復材料であったため，封鎖性が不十分であったことが理由としてあげられる．しかし現在では，バイオセラミックマテリアルの登場により保存治療が可能となり，多くの歯牙を救うことができるようになった．なかでもMTAセメントは本領域での修復材として非常に適した材料といえよう．

パーフォレーションとは

1. パーフォレーションの定義

　パーフォレーションは，治療中に発見しても，自分自身で起こしてしまっても嫌なものである．それでは，パーフォレーションとはそもそもどのようなものであろうか．1994年にAlhadainy[1]は「パーフォレーションとは，根管と歯周組織または口腔との間に人工的に形成された交通路である」と定義づけしている．

2. パーフォレーションの部位別分類

　分類としては，パーフォレーション部位により歯頸部1/3，歯根中間部1/3，根尖部1/3に分けられ，さらに歯頸部1/3では歯冠部，髄床底部，根管口側方部の3種類に分類できる．また，歯冠部では歯肉縁上，歯肉縁下でなおかつ歯槽骨縁上，歯槽骨縁下に分類される．歯根中間部では，大臼歯の根管内彎側に多く発生するストリップパーフォレーションと，中間部における側方部パーフォレーションに分けられる．また根尖部では根尖孔の移動，根尖破壊，リッジに伴うパーフォレーションがあげられる（図1）．
　歯頸部1/3のパーフォレーションは歯周ポケットと交通すると予後が悪くなる．また根尖部1/3は外科的治療が可能な場合は予後が良い．

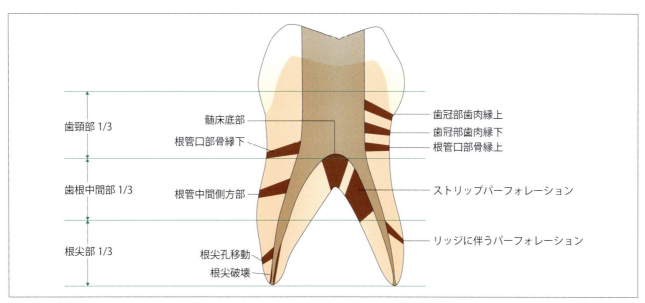

図1 パーフォレーションの部位別分類

パーフォレーションの原因と予後

1. 原因と予防

　パーフォレーションの原因として考えられるのは，アクセスのミス，根管治療用器具の操作ミス，ポスト形成のミスがあげられる．

　アクセスに関しては，歯冠部分の解剖をよく理解したうえで大きすぎず小さすぎずに形成し，特に歯冠・歯根ともに長い歯牙や石灰化している歯根，そして近遠心根が非常に狭窄している場合には注意する必要がある．また，上下顎大臼歯の髄室天蓋とCEJ（セメント-エナメル境）は97～98％の確率で同じ高さに存在する[2]ことから，口腔内診査の際にCEJまでの距離やX線診査で天蓋までの距離をおおよそ計測しておく．そして，切削用バーを口腔内で試適してCEJまでの距離を確認するとともに，天蓋除去後はバーを押さずに引く操作を加える程度にする．

　根管内器具操作は常に慎重に行う必要があり，特に臼歯ではアンチカーベチャーファイリングを意識しながら，歯質の薄いエリアを過剰切削しないように心がける．操作では潤滑剤を使用するとともに，ファイルにプレカーブを付与して器具を90°以上回転させないことが大切である．そのほか，リッジやブロック等の障害を越えようとするがために不用意な器具操作を行った結果，パーフォレーションを起こしてしまう場合もある．

　ポスト形成が必要な場合は，低速コントラを使用し，特に彎曲根管ではサイズが大きなピーソーリーマーは使用しない．

Case 1 歯周ポケットとの交通がない場合

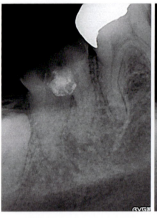
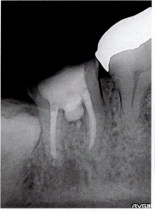
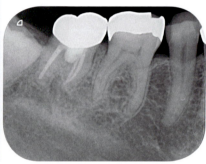

1-1 根分岐部にパーフォレーションが認められるが，歯周ポケットとの交通はない

1-2 MTAセメントを用いてパーフォレーションリペアを行い，根管充填を行った

1-3 術後1年．パーフォレーション部も根尖部も治癒し，再感染はみられない

2. 予後に与える因子

　1996年にFuss & Trope[3]は，予後に影響を与える因子として，①時間，②大きさ，③位置，④アクセスの容易性，⑤修復材料の5項目をあげている．このうち大きさ，位置，修復材料は重要であるが，大きさと位置については以前ほど条件の制約とはならなくなった．ただし，大臼歯の根分岐部におけるパーフォレーションは歯周ポケットと交通してしまうと，予後が悪く，骨吸収が進むだけでなく加速的に崩壊する可能性がある（**Case 1，2**）．アクセスに関しては，根管内から非外科的に処置できるのか，それとも外科的に処置を行うのかを検討する必要がある．

　修復材料としては，マトリックス材と主たる充填材とに分けて考えられていた．これは1992年にLemon[4]が提唱したInternal Matrix Conceptに基づいているが，現在ではMTAセメントの登場によりこのコンセプトはあまり考える必要はないようである．主たる充填材の特徴としてBallaら[5]は，生体適合性があり，毒性がなく，骨およびセメント質に適しており，封鎖性が良いことなどをあげている．実際に使用可能な材料としては，ガッタパーチャやキャビット，水酸化カルシウム，アマルガムなどが多く報告されているが，なかでもMTAセメントは特に治療成績が良く，今のところ信頼できる材料と言えるであろう．Baekら[6]は，アマルガムとSuper EBAセメントとMTAセメントの3種類を根尖部歯周組織に応用し比較検討した結果，MTAセメントが最も組織安定性があったと報告している．ただし，MTAセメントは操作性が悪く，熟練する必要がある．

Case 2 歯周ポケットとの交通がある場合

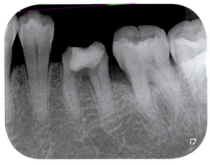
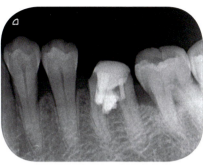

2-1 根分岐部にパーフォレーションが認められ，歯周ポケットとも交通している
2-2 オリジナル根管にガッタパーチャをコルク栓のように挿入し，余剰のMTAセメントが根管内に入らないようにしてから，パーフォレーションリペアを行った

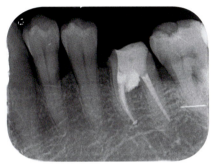
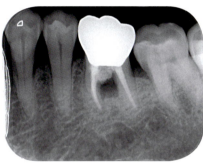

2-3 根管充填後
2-4 術後4年．MTAセメント直下に骨吸収がみられる

パーフォレーションの診断と治療法

1. 診断

　診断の基本は視認であり，臨床的にはマイクロスコープや歯科用コーンビームCT（CBCT）があれば診断しやすい．しかし，歯科用CBCTの使用には被曝線量を十分考慮する必要があり，診断が検査被曝と比較しても有効であると判断した場合に使用すべきである．必ず使用前には撮影基準のガイドライン（AAE & AAOMR)[7]を参考にする．また，デンタルX線写真，手指感覚，根管長測定器，治療中の突然の出血，処置後の持続的な症状などがパーフォレーションを確定する診査方法および診断の目安となる．

2. 治療法

　具体的な治療法は，①非外科的修復法，②外科的修復法，③両者を組み合わせた方法があげられる．これらの選択決定においては，器具の到達性，視認性，大きさ，歯周病の状態，根管治療そのものの質，口腔衛生状態，術者の技術と経験，歯牙の重要性を考慮する必要がある．一般的には非外科的に行う場合が多く，非外科的なパーフォレーションリペアの手順を次頁に示す（**Case 3**）．

Case 3 非外科的なパーフォレーションリペア

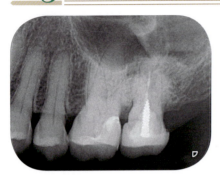

3-1 ⏌7の近心頬側にパーフォレーションが存在

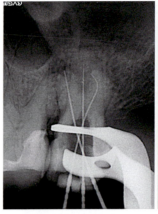

3-2 まずは主根管の形成を行うために作業長を決定

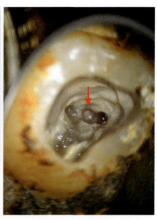

3-3 ⏌7の近心頬側根と遠心根の間にパーフォレーションを確認(矢印)

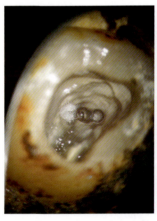

3-4 パーフォレーション部以外の根管に綿球を入れる

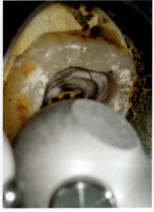

3-5 肉芽組織を除去する(本症例では炭酸ガスレーザーを使用)

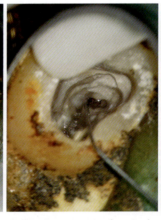

3-6 パーフォレーションよりも上部を次亜塩素酸ナトリウム溶液にて洗浄

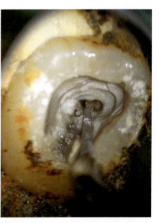

3-7 ボスミンにて圧迫止血

〈MTAセメントを用いたパーフォレーションリペア〉
① 術野の確認
② 根管内に侵入している肉芽組織の除去(電気メス,水酸化カルシウム製剤,または炭酸ガスレーザー)
③ 次亜塩素酸ナトリウム溶液(ヒポクロ)による洗浄
④ 止血(完全止血ができなくても良い)
⑤ プラガーでパーフォレーションの大きさを測定(パーフォレーションよりも一回り小さいサイズのプラガーを選択)

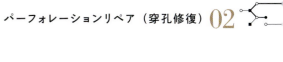

パーフォレーションリペア（穿孔修復） 02

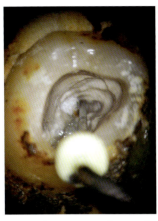

3-8 パーフォレーションの大きさに合うプラガーを試適

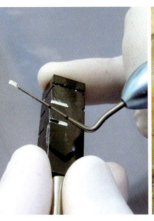

3-9 MTAブロックに練和したMTAセメントを刷り込み、プラガーですくい取る

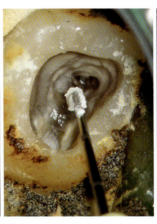

3-10 プラガーですくい取ったMTAセメントをそのままパーフォレーション部に充填

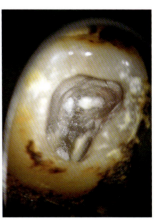

3-11 複数回充填した後、乾燥綿球で加圧し、歯質よりもやや上部まで充填する

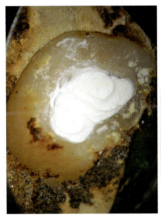

3-12 以前は必ず湿綿球を置いていたが、本症例ではそのまま水硬性セメントで仮封

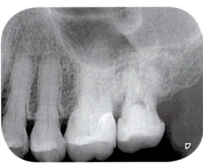

3-13 術後に充填状況を確認するためにデンタルX線写真を撮影

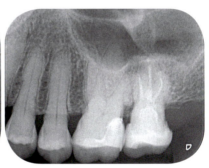

3-14 MTAセメントの硬化を確認後、根管充填

⑥ MTAブロックに刷り込まれたMTAセメントをプラガーですくい取り、充填
⑦ 躊躇せず加圧を行い、パーフォレーション部位の歯質よりも少し高めまで充填し、水硬性セメントで仮封
⑧ MTAセメントの硬化から48〜72時間後に根管充填

ただし、症例により根管充填とパーフォレーションリペアを同時にすべてMTAセメントで行う場合や、根管充填後にパーフォレーションリペアを行う場合もある．

まとめ

臨床においてパーフォレーションに時折遭遇することはあるが，その際には焦らずに事態を把握し，患者に説明することが重要である．既存のパーフォレーションなのか，自身が起こしてしまったパーフォレーションなのかによって心構えも変わる．やはり，自分自身に見覚えがある場合は正直に患者に伝えるべきである．また，根管内から修復ができるのか，それとも外科的に修復すべきなのか，あるいは両者の併用が必要なのかを落ち着いて判断し，簡潔に説明する．パーフォレーションは特に臨床に慣れた頃に起こしてしまう場合があり，常に初心を忘れず，予防に努めることが最も重要であり，決してどのような症例も侮らないことが大切である．

文 献

1) Alhadainy HA. Root perforations. A review of literature. Oral Surg Oral Med Oral Pathol. 1994; 78: 368-374.
2) Deutsch AS, Musikant BL. Morphological measurements of anatomic landmarks in human maxillary and mandibular molar pulp chambers. J Endod. 2004; 30: 388-390.
3) Fuss Z, Trope M. Root perforations: classification and treatment choices based on prognostic factors. Endod Dent Traumatol. 1996; 12: 255-264.
4) Lemon RR. Nonsurgical repair of perforation defects. Internal matrix concept. Dent Clin North Am. 1992; 36: 439-457.
5) Balla R, LoMonaco CJ, Skribner J, Lin LM. Histological study of furcation perforations treated with tricalcium phosphate, hydroxylapatite, amalgam, and Life. J Endod. 1991; 17: 234-238.
6) Baek SH, Plenk H Jr, Kim S. Periapical tissue responses and cementum regeneration with amalgam, SuperEBA, and MTA as root-end filling materials. J Endod. 2005; 31: 444-449.
7) Special committee to revise the joint AAE/AAOMR position statement on use of CBCT in endodontics. AAE and AAOMR joint position statement: use of cone beam computed tomography in endodontics 2015 update. Oral Surg Oral Med Oral Pathol Oral Radiol. 2015; 120: 508-512.
8) Gorni FG, Andreano A, Ambrogi F, Brambilla E, Gagliani M. Patient and clinical characteristics associated with primary healing of iatrogenic perforations after root canal treatment: results of a long-term Italian study. J Endod. 2016; 42: 211-215.
9) Pontius V, Pontius O, Braun A, Frankenberger R, Roggendorf MJ. Retrospective evaluation of perforation repairs in 6 private practices. J Endod. 2013; 39: 1346-1358.
10) Mente J, Leo M, Panagidis D, Saure D, Pfefferle T. Treatment outcome of mineral trioxide aggregate: repair of root perforations-long-term results. J Endod. 2014; 40: 790-796.

パーフォレーションリペア後の初期治癒に関する患者および臨床的特徴

Patient and clinical characteristics associated with primary healing of iatrogenic perforations after root canal treatment: results of a long-term Italian study.
Gorni FG, Andreano A, Ambrogi F, Brambilla E, Gagliani M.
J Endod. 2016; 42: 211-215.

● 目的

MTAセメントを用いたパーフォレーションリペア後の初期治癒の見込みと初期治癒後に起こった炎症経過の調査

● 材料および方法

1999年1月～2009年6月の間、イタリアミラノ市サンパウロ大学歯内療法学講座に来院した患者のうち、パーフォレーションリペアを行った110歯の前向きコホート研究．対象から除外した患者は、18歳未満の患者、妊産婦および授乳中の女性、遺伝的疾患の患者、術前術中の記録のない患者、本研究に参加の意思を示さなかった患者である．パーフォレーション部は、水酸化カルシウム製剤で根管内を貼薬後にMTAセメント（ProRoot MTA）を3：1の割合で混和し、MTAガンにて充填した．MTAセメントの上には湿綿球を置き仮封．MTAセメントの硬化から48～72時間後に最終根管充填を行った．臨床手技には5.5倍のルーペおよびマイクロスコープを使用．患者記録には目的変数として、年齢、性別、歯種、パーフォレーション部位、大きさ、4mm以上の歯周ポケットの有無を記載．パーフォレーションリペアの成功基準は、臨床症状（サイナストラクトも含む）がなく機能し、根尖病変やパーフォレーション隣接部に透過像がなく、歯根吸収がみられないことである．経過観察期間は8年間で、因子（目的変数）は単変量分析にて行った．そして、これらの因子（目的変数）の再発率アウトカムのハザード比そして95％信頼区間でも調べた．計算はオープンソースRを用いて行った．

● 結果

初期治癒を示した101歯（92％）が成功と評価された．成功率は、年齢別では50歳以下が93％、50歳より上が88％．性別では男女とも92％．歯種別では前歯が100％、小臼歯が85％、大臼歯が91％．歯周ポケットに関しては4mm以下が98％、4mm以上が82％．部位では歯冠側が96％、中間部が87％、根尖部が100％．大きさは1mm以下が100％、2～3mmが94％、3mm以上が84％であった．

8年間の経過観察で再発したものが18歯．このうち術後5年で炎症が進行したものは18％、術後8年では33％となった．再発率に関して、年齢別では50歳以下は17％、50歳より上では21％で統計学的有意差はなかった．性別では男性が11％、女性が26％．歯種では前歯と小臼歯は8％、大臼歯では21％．歯周ポケットでは4mm以上が44％、4mm以下が3％．部位では歯冠側が10％、それ以外が25％．大きさに関して3mm以上が35％、3mm以下が12％とこれらすべての因子で有意差があった．ハザード比ではすべての因子で再発率アウトカムは増加させるが、95％信頼区間をみると、性別（女性）、4mm以上の歯周ポケット、部位（根尖部および根中間部）、3mm以上のパーフォレーションの大きさはリスクを上昇させるが、年齢は有意差がなかった．

● 考察

Pontiusら[9]は90％の成功率を示していたが、本研究では92％で、その後5年での再発率は18％であった．Fuss & Trope[3]は部位と大きさは予後に影響を与えると報告している．またMenteら[10]は長期の経過観察では、部位、大きさ、根管充填テクニック、治療手順、歯冠修復の種類、ポスト形成に影響を受けると述べている．やはり、深い歯周ポケットや大きなパーフォレーション、そして根中間部よりも根尖側では再発のリスクが上昇すると考えられる．

● 結論

限定された研究ではあるが、MTAセメントを用いたパーフォレーションリペアは効果的であり、副作用も少なく予知性が良好である．

CHAPTER 03
永久歯の根尖破壊への対応

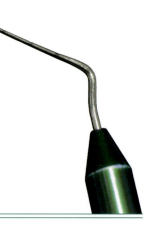

神戸　良 Ryo Kambe　京都府・良デンタルクリニック
横田　要 Kaname Yokota　大阪府・YOKOTA DENTAL OFFICE

　根尖破壊が起きている永久歯の治療は，チャレンジングなものとなる可能性がある．歯内療法の成功率から考察してみても，術前に解剖学的形態が維持されており根尖病変のないものの成功率は91.6％であったのに対して，術前に解剖学的形態が維持されておらず根尖病変を有する歯の非外科的歯内療法の成功率は40％とかなり低いことが報告されている[1]（図1）．この理由の一つに，根尖部の破壊などが起きてオリジナルの解剖学的形態を維持していない歯に根尖性歯周炎が発症すると，原因である細菌の除去が通常のファイルを用いた根管拡大形成や根管洗浄では困難になることが考えられる．また，解剖学的形態を維持している歯においては，さまざまな統計学・組織学的検証を行った文献からも，根管形成の終末位置は根尖最狭窄部位付近に設定したほうが良好な予後を得られることが示されている[2, 3]．しかし，根尖が破壊されている症例ではすでに根尖最狭窄部位は存在しておらず，根管拡大形成の作業終末位の設定が不確実になり，治療が困難となる可能性がある．さらに，通常の根管拡大形成に用いるファイルでは触れられない根管が存在することや，次亜塩素酸ナトリウムを用いた根管洗浄を行う際，根尖部が大きく開口しているため，根尖孔外に洗浄液が溢出して，いわゆるヒポクロアクシデントを起こす可能性があることなどが考えられる[4]．そして，根管充填を行う際には，根尖破壊により根尖部が開放しているとアピカルストップがないため，通法のガッタパーチャとシーラーを用いた根管充填では根尖孔外に根管充填材が溢出してしまう可能性があり，根尖部の治癒を妨げる可能性があることなどが考えられる[3]．
　そこで，本章では根尖破壊が起きた永久歯に対して，根尖性歯周炎の原因である細菌感染の除去が完了した後，どのようにして根尖の封鎖を得るかを論じていく．

根尖破壊が生じている歯に根管充填を行う際の問題点

　先述したように，根尖破壊が生じている永久歯に根管充填を行う際の問題点としては，このような歯にアピカルストップを形成することは困難であり，その結果としてガッタパーチャとシーラーを用いた根管充填法で緊密な根管充填を行おうとすると，根尖孔外

	解剖学的形態が維持されている グループ	解剖学的形態が破壊されている グループ
根尖病変なし	91.6%	84.4%
根尖病変あり	83.8%	40.0%

図1 再根管治療の成功率（Gorni 2004[1]）
再治療全体の成功率は68.8%であるのに対して，解剖学的形態が破壊されて根尖病変があるものは40%とかなり低い値である

に根管充填材が溢出してしまうことがあげられる．それでは，なぜ根管充填材が根尖孔外に溢出すると問題になるのであろうか？

Sjogrenら[5]は，根管治療の予後にどのような要因が影響するかを調査したところ，イニシャルトリートメントと再治療で根管充填材の位置がX線写真において根尖部から2 mm以内である場合が最も予後が良かったと報告している．そして，根尖部から2 mm以上のアンダーの根管充填の予後は根尖部から2 mm以内の予後と比較して悪く，特に再治療では根管充填材が根尖部からオーバーしている場合に最も予後が悪かったと報告している．またNgら[6]は，X線的な評価にて根尖から根管充填材が溢出している状態をオーバー根管充填，根尖部から根管充填材の位置が0〜2 mmのものをフラッシュ根管充填，根尖部から根管充填材の位置が2 mm以上離れているものをアンダー根管充填と定義して成功率を調べた．その結果，フラッシュとアンダー根管充填の成功率は約80〜90%であったのに対し，オーバー根管充填の成功率は約60%と最も悪かったと報告している．イニシャルトリートメントの場合でもRicucciら[3]は，根尖部から根管充填材がオーバーした症例では根尖部の治癒を妨げ，根尖周囲組織に慢性炎症を持続させると報告している．そしてOdesjoら[7]は，死腔がない根管充填のほうが死腔のある根管充填と比較して予後が良かったと報告している．

以上の文献から考察できる理想的な根管充填法は，死腔ができないように根管充填材の充填密度を可能な限り高めて，なおかつX線的根尖から2 mm以内に根管充填材の長さをコントロールできる根管充填方法が望ましいと言えるであろう．そして，根尖部から根管充填材がオーバーするような根管充填方法は望ましくないことも考察できる．しかし，根尖破壊が生じている歯に通法によるガッタパーチャとシーラーを用いた根管充填では，これらの要件を満たすことが困難となる．根尖破壊が生じている永久歯に根管充填を行う際に目指すべき要件は，根管と歯周組織，根管と口腔をつなぐ細菌の出入り口となりうるすべての交通路を封鎖すること，根管系から除去できなかった刺激物質を埋葬（entomb）することである．したがって，根尖破壊が生じている永久歯の治療を行う際には，これらの要件を満たしつつ，根尖部の治癒の妨げとならない根尖閉鎖方法が必要となる．

根尖破壊が起きた歯の根尖閉鎖の選択肢

　永久歯に根尖破壊が起こる原因としては，根尖完成後の吸収，あるいは医原的な根尖破壊が考えられる．根尖部の閉鎖法の選択肢としては，アピカルストップ（カスタマイズドガッタパーチャ，ショートフィリング，根尖周囲外科），アピカルクロージャー（Apexification），アピカルプラグ（MTAセメント）があげられる．筆者は，吸収や医原的な理由で根尖部がISO＃80以上の大きさで開放している場合，ガッタパーチャとシーラーによる根管充填では根尖孔外に溢出する可能性が高いことから，上記の根尖部の閉鎖法を考慮するようにしている．なかでもMTAセメントによるアピカルプラグを第一選択とすることが多い．以下に詳細を示すが，アピカルクロージャーとしてのApexificationの詳細についてはChapter 7を参考にされたい．また，このような治療法を選択せざるをえない歯の歯根象牙質の厚みは薄いため，破折のリスクが高い．そのため，コンポジットレジン修復で少しでも破折抵抗を上げるような工夫も必要である[8]．

1．アピカルストップを形成する方法

　カスタマイズドガッタパーチャは，根尖の大きさよりも太めのガッタパーチャポイントを溶媒に浸漬し軟化させてから，根管内に挿入して根尖部の形態をガッタパーチャポイントに印記する．このようにして根尖形態に適した形にカスタムされたガッタパーチャポイントとシーラーを用いて根尖孔外に根管充填材を溢出させないように根管充填する方法である．

　ショートフィリングは，根管充填材が根尖孔外に溢出するのを防ぐため，作業長自体を根尖孔より1.5〜2 mm程度短めに設定し，その位置でアピカルストップを付与する方法である．しかし，根尖部に細菌感染を取り残してしまうおそれや，アピカルストップを形成する際にさらに二次的に根尖部を破壊してしまう可能性がある．

　根尖周囲外科は，いかなる方法を用いても根尖部の閉鎖を得ることができず，根尖性歯周炎の治癒が導けなかった場合に，外科的歯内療法によって根尖閉鎖を行う方法である（**Case 1**）．

2．アピカルプラグ

　MTAセメントを用いたアピカルプラグは，MTAセメントを用いたApexificationとほぼ同意であると考えて良いであろう．水酸化カルシウムを長期間作用させるApexificationの代替え治療であり，根管内の細菌除去が終了した時点で，Ni-Ti製のプラガーなどをMTAキャリアとして用い，少なくとも根尖部に3 mm程度のMTAセメントを根管充填していく方法で，症例によっては根管口まで根管全体をMTAセメントにて根管充填することもある．以前はMTAセメントの過剰な押し出しを防ぐため，根尖部に硫酸カルシウムや吸収性のコラーゲンなどをバリアとして用いていたが，MTAセメントは非常に優れた生体適合性を有していることから，このようなバリアは必要ないものと考えられる．

永久歯の根尖破壊への対応 03

Case 1 根尖破壊が起きた歯に非外科的・外科的歯内療法を用いた根尖閉鎖

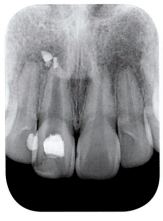
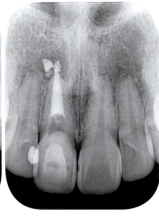

1-1 術前. 29歳, 女性. 1┘. 数年前の外傷により歯の変色を自覚. 近医にて歯内療法を行うも, 歯肉腫脹を自覚するようになり, 当医院を紹介受診. 打診痛 (＋), 根尖部圧痛 (＋). 術前のX線写真にて根尖透過像, 根尖破壊, 根尖孔外に異物を認める

1-2 非外科的歯内療法終了時. 非外科的歯内療法 (根管拡大形成, 根管洗浄, 根管貼薬) により根管経由で可能な限りの細菌除去を行った. 根管経由で根尖孔外の異物除去は不可能であったが, 症状の改善が認められたことから根管充填を行った. 根尖破壊が生じていることから, 根管充填材としてはMTAセメントを用いた. MTAセメントで充填後, 湿綿球を設置し, 厳密な仮封を行った. 後日, MTAセメントの硬化を確認し, ファイバーポストとコンポジットレジンを用いてアクセス窩洞の封鎖を行った

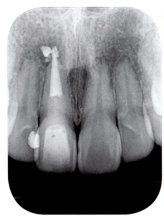
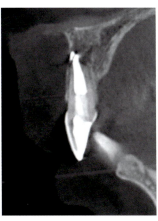

1-3 3カ月後. 打診痛 (＋), 根尖部圧痛 (＋). 初診時の症状と比較して改善は認めるものの, いまだ症状の消失は認められない. X線写真でも根尖透過像を認めることから, 外科的歯内療法を介入することとなった

1-4 外科的歯内療法の術前のCBCT画像

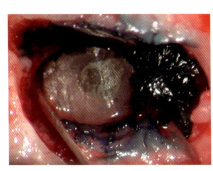
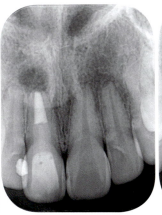
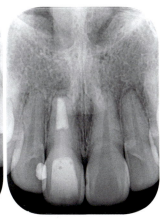

1-5 歯根端切除術中 (歯根切断面の精査時). 非外科的歯内療法時に根管充填したMTAセメントは完全に硬化していたため, 逆根管充填は行わず根尖部3mmの切断のみにとどめた

1-6 外科的歯内療法直後. 歯根端切除術中に根尖孔外の異物除去も行った

1-7 外科的歯内療法後1年. 症状は完全に消失し, 打診痛 (－), 根尖部圧痛 (－). X線写真にて根尖透過像の消失と歯根膜腔の連続性を認める

MTAセメントをアピカルプラグとして用いる利点

1. MTAセメントの性質

　Apexificationを行う際，MTAセメントをアピカルプラグとして用いる利点は，MTAセメントの有する高い生体適合性と優れた封鎖性によるものが多いであろう．また，MTAセメントは水和反応によって硬化するというユニークな性質を有していることからも，アピカルプラグには最適な材料と言えるであろう．多くの既存のシーラーやセメントは，硬化時に乾燥状態でないと適切に硬化反応が進行しない．しかし，根管内は象牙細管内からの水分などにより完全な乾燥状態を得ることが困難であり，既存の材料では適切な硬化反応を行うのに不利な環境であると言える．また，多くの既存の材料は硬化時に収縮するが，MTAセメントは硬化後にわずかに膨張し，初期硬化終了後も持続的にカルシウムイオンを放出することでハイドロキシアパタイトの生成を促す[9〜12]．このことが高い封鎖性に寄与しているものと考えられる[9〜12]．

2. 文献的考察

　根尖破壊が生じた歯に対してApexificationを行う際，既存の方法と比較してMTAセメントの有用性を示す文献が多くあり，その一部を紹介する．Chalaら[13]は，アピカルプラグをMTAセメントで形成した場合と水酸化カルシウムで形成した場合では臨床的な成功率は変わらないとしている．一方Shabahang[14]は，MTAセメントを用いたApexificationの場合，水酸化カルシウムを用いて行う従来法と比較して，患者の通院回数が減少し，より質の高い硬組織による根尖部の閉鎖が得られるとしている．そしてMenteら[15]が報告するように，MTAセメントの優れた封鎖性と生体適合性により，根尖部にアピカルストップが形成できずMTAセメントが根尖孔外に溢出しても問題となることはない（**Case 2**）．さらにSimonら[16]は，MTAセメントを用いたApexificationは前向き研究において81％の成功率であったことを報告し，MTAセメントを用いたApexificationは予測可能な術式であると述べている．これらのことから，現時点においては根尖破壊が生じた歯にMTAセメントを用いてアピカルプラグを行うことは最善の方法であると考えられる．

MTAセメントでアピカルプラグを行う際の注意点

　先述したMTAセメントの恩恵を受けるためには，適切なMTAセメントの使用が重要である．MTAセメントの封鎖性を最大限に得るためにはMTAセメントのある程度の厚みが必要になる．また，MTAセメントの硬化のためには時間と水分が必要なことから，MTAセメントをアピカルプラグとして用いた場合，水分を含んだ綿球などを置く必要がある．MTAセメントの硬化は練和時の水分だけで十分であるという報告もある[17]が，筆者らはMTAセメントの確実な硬化を得るためには2回法で行うことが望ましいと考えている．

Case 2 上顎中切歯に対するMTAセメントを用いたアピカルプラグ

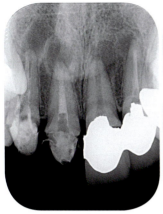
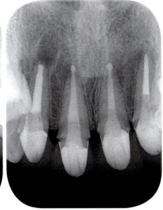
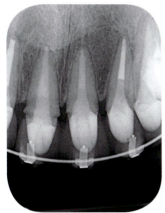
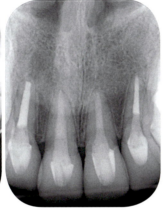

2-1 術前．36歳，女性．前歯部の腫脹と疼痛を主訴に近医を受診するも，症状の改善を認めないため当医院を紹介受診．2 1|1 2 に打診痛と根尖部圧痛，根尖透過像を認める．1|1 に注目

2-2 治療終了時．2 1|1 2 に非外科的歯内療法を行った．1|1 は根尖破壊を認めたため，MTAセメントにて根管充填を行った．MTAセメントの根尖孔外への溢出を認める．2| はカスタムコーンテクニック，|2 はCWCT（Continuous Wave Condensation Technique）にてガッタパーチャとシーラーを用いた根管充填を行った

2-3 術後3年．症状および根尖透過像の消失を認める．1|1 の根尖孔外に溢出したMTAセメントはX線写真上では造影性を失ったか，吸収を受けて消失したようにみえる．また，歯根膜腔の連続性が保たれているような像を認める

2-4 術後5年．経過は良好である

まとめ

　優れた生体適合性と封鎖性をもつMTAセメントによって根尖破壊が生じた永久歯の治療を行うことは，現時点において最も効果的な方法であると考えられる．しかし，根尖性歯周炎の治療の最も重要な要件は，根尖性歯周炎の原因である細菌感染を除去することである．いかに優れた性能をもつMTAセメントを用いたとしても，細菌感染を排除した後でなければ根尖性歯周炎の問題解決にはならない．このようなコンセプトで根尖閉鎖を行うことで，はじめてMTAセメントのもつ優れた封鎖性と生体適合性が最大限に発揮され，臨床においても大きなアドバンテージとなるであろう．

文献

1) Gorni FG, Gagliani MM. The outcome of endodontic retreatment: a 2-yr follow-up. J Endod. 2004; 30: 1-4.
2) Ricucci D. Apical limit of root canal instrumentation and obturation, part 1. Literature review. Int Endod J. 1998; 31: 384-393.
3) Ricucci D, Langeland K. Apical limit of root canal instrumentation and obturation, part 2. A histological study. Int Endod J. 1998; 31: 394-409.

Literature Review

根尖開放歯へのMTAセメントを用いたアピカルプラグに関する後ろ向き研究

Mineral trioxide aggregate apical plugs in teeth with open apical foramina: a retrospective analysis of treatment outcome.
Mente J, Hage N, Pfefferle T, Koch MJ, Dreyhaupt J, Staehle HJ, Friedman S.
J Endod. 2009; 35: 1354-1358.

● 目的

MTAセメントを用いてアピカルプラグを行った根尖開放歯の治癒を後ろ向き研究によって評価すること.

● 材料および方法

2000～2006年に根尖吸収もしくはオーバーインスツルメンテーションによって根尖過形成が起き, 慢性根尖性歯周炎を有する患者（72名）の根尖開放歯（78歯）の治療結果を後ろ向きコホート研究によって調査した. なお, 調査に用いられた根尖開放歯は, 根尖部の直径がISO#40以上であることを臨床的に確認している.

治療は, 学生, 一般歯科医, 歯内療法専門医によって行われた. 治療方法は, ラバーダム防湿下でアクセス窩洞形成, Ni-Ti手用ファイルを用いて根管拡大形成後, 27Gのニードルで3.0% NaOClを用いて根管洗浄を行った. 追加の根管洗浄として0.12% クロルヘキシジンを使用した. 歯内療法専門医は根管拡大形成にNi-Tiロータリーファイルを用いた. 作業長は根管長測定器とX線写真にて計測した. レンツロを用いて水酸化カルシウムによる根管貼薬を2回以上行い, その間の仮封にはIRMセメントを用いた.

MTAセメント（ProRoot MTA）を用いてアピカルプラグを行い, X線的に気泡や充填位置に問題が認められる場合はMTAセメントの再充填が行われた. アピカルプラグ後, すぐに根管のバックフィルを行った. バックフィルは, AH Plusシーラーを用いた側方加圧根管充填法, AH Plusシーラーを用いたインジェクタブルガッタパーチャ法, MTAセメント, ボンディングを用いたコンポジットレジン, サーマフィルのいずれかを用いて行われた. その後, アクセス窩洞をコンポジットレジンにより充填し, 術後のX線撮影を行った.

治療後, 12～68カ月（平均30.9カ月）の経過観察が行われた. 術後の評価は, 事前に検査項目の評価方法について標準化を行った評価者が, 臨床症状の有無, 歯根破折の有無, 動揺度, 歯冠修復の状態と質を記録した. X線的にもMTAセメントの溢出の有無とPAIスコアを用いて根尖周囲の評価が行われた. 症状がなく, 歯根吸収の継続がなく, 機能している歯でPAIスコアが2以下の場合を治癒（Healed）と判定し, 症状や破折が認められたり, 機能していない歯, PAIスコアが3以上の歯を病的状態（Disease）と判定した.

---

4) Peters OA, Schonenberger K, Laib A. Effects of four Ni-Ti preparation techniques on root canal geometry assessed by micro computed tomography. Int Endod J. 2001; 34: 221-230.
5) Sjogren U, Hagglund B, Sundqvist G, Wing K. Factors affecting the long-term results of endodontic treatment. J Endod. 1990; 16: 498-504.
6) Ng YL, Mann V, Gulabivala K. Outcome of secondary root canal treatment: a systematic review of the literature. Int Endod J. 2008; 41: 1026-1046.
7) Odesjo B, Hellden L, Salonen L, Langeland K. Prevalence of previous endodontic treatment, technical standard and occurrence of periapical lesions in a randomly selected adult, general population. Endod Dent Traumatol. 1990; 6: 265-272.
8) Lawley GR, Schindler WG, Walker WA 3rd, Kolodrubetz D. Evaluation of ultrasonically placed MTA and fracture resistance with intracanal composite resin in a model of apexification. J Endod. 2004; 30: 167-172.
9) Sarkar NK, Caicedo R, Ritwik P, Moiseyeva R, Kawashima I. Physicochemical basis of the biologic properties of mineral trioxide aggregate. J Endod. 2005; 31: 97-100.
10) Reyes-Carmona JF, Felippe MS, Felippe WT. Biomineralization ability and interaction of mineral trioxide aggregate and white portland cement with dentin in a phosphate-containing fluid. J Endod. 2009; 35: 731-736.

結果

56歯（72％）がリコール時に評価することができ，全体の84％が治癒とみなされた．結果の一部を表に示す．術前，術中，術後の評価項目で治癒に関する統計学的有意差は認められなかった．しかし，興味深い結果としては，術前に根尖性歯周炎が認められなかった15歯がすべて治癒したのに対し，術前に根尖性歯周炎を有している歯は41歯中32歯（78％）しか治癒が認められなかった．

結論

歯根吸収や機械的拡大によって破壊された根尖開放歯の処置として，MTAセメントによるアピカルプラグは有効である．

臨床への示唆

根尖開放歯の非外科的歯内療法において，根尖性歯周炎の原因である細菌感染の除去を行った後，MTAセメントを用いることは有効である．その理由として，MTAセメントの高い生体適合性と封鎖性があげられる．筆者は根尖部がISO #80以上に開放している場合にはMTAセメントによるアピカルプラグを第一選択としている．その理由として根尖部がISO #80以上に開放していると既存のガッタパーチャとシーラーを用いた根管充填方法では根尖孔外に充填材が溢出してしまうからである．MTAセメントを用いても同様に根尖孔外に溢出する可能性があるが，本論文が示すように根尖孔外に溢出したとしても高い生体適合性をもつMTAセメントの場合は治癒の妨げとならない．

表 Outcome Distribution across Intraoperative Variables

	Teeth		Healed		p value
	n	%	n	%	
バックフィルの方法					0.69 †
側方加圧根管充填法	25	45	20	80	
インジェクタブルガッタパーチャ法	23	41	20	87	
MTAセメント	5	9	4	80	
その他	3	5	3	100	
MTAセメントの溢出					0.61*
なし	23	41	20	87	
あり	33	59	27	82	
術者					
学生 A	15	27	13	87	0.65*1
一般歯科医 B	18	32	13	72	0.11*2
歯内療法専門医 C	23	41	21	91	

*Generalized estimation equations model.　† Fisher exact test.　1 A versus C.　2 B versus C.

11) Han L, Okiji T. Uptake of calcium and silicon released from calcium silicate-based endodontic materials into root canal dentine. Int Endod J. 2011; 44: 1081-1087.

12) Han L, Kodama S, Okiji T. Evaluation of calcium-releasing and apatite-forming abilities of fast-setting calcium silicate-based endodontic materials. Int Endod J. 2015; 48: 124-130.

13) Chala S, Abouqal R, Rida S. Apexification of immature teeth with calcium hydroxide or mineral trioxide aggregate: systematic review and meta-analysis. Oral Surg Oral Med Oral Pathol Oral Radiol Endod. 2011; 112: e36-42.

14) Shabahang S, Torabinejad M. Treatment of teeth with open apices using mineral trioxide aggregate. Pract Periodontics Aesthet Dent. 2000; 12: 315-320.

15) Mente J, Hage N, Pfefferle T, Koch MJ, Dreyhaupt J, Staehle HJ, Friedman S. Mineral trioxide aggregate apical plugs in teeth with open apical foramina: a retrospective analysis of treatment outcome. J Endod. 2009; 35: 1354-1358.

16) Simon S, Rilliard F, Berdal A, Machtou P. The use of mineral trioxide aggregate in one-visit apexification treatment: a prospective study. Int Endod J. 2007; 40: 186-197.

17) Caronna V, Himel V, Yu Q, Zhang JF, Sabey K. Comparison of the surface hardness among 3 materials used in an experimental apexification model under moist and dry environments. J Endod. 2014; 40: 986-989.

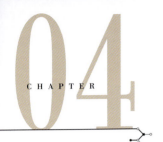

外科的歯内療法

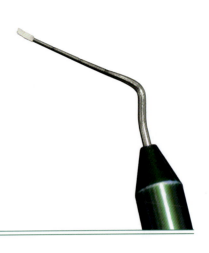

山本信一 Shinichi Yamamoto　兵庫県・山本歯科クリニック

外科的歯内療法における逆根管充填の目的

　従来の肉眼で行われていた歯根端切除術は，成功率が決して高いものではなく，また長期予後や術後の合併症などのさまざまな問題により，あまり積極的に選択される術式ではなかった．しかしながら近年，その臨床成績は飛躍的に向上し，多くの臨床研究において90％以上の高い成功率が示されている．外科的歯内療法が飛躍的進歩を遂げた要因としては，①マイクロスコープの応用，②超音波チップや各種インスツルメントの開発と術式の改善，③優れた逆根管充填材の開発などがあげられる．なかでも逆根管充填材の選択は外科的歯内療法の結果に大きく影響する重要な因子と言えるであろう．

　根尖性歯周炎の原因は根管内外の細菌とその産生物である．したがって，外科的歯内療法において根尖病変を掻爬するだけでは不十分であり，根管内外の細菌を除去するために歯根端切除と切断面からの逆根管形成を行う必要がある．また，術後の細菌およびその産生物の漏洩を防ぐため，切断面を緊密に封鎖する必要がある（**Case 1**）．そして，逆根管充填の目的が細菌ならびにその産生物の漏洩防止と考えると，逆根管充填材に求められる要件としては以下のことが考えられる．

・封鎖性に優れる
・長期にわたり充填材が維持され，溶解しにくい
・毒性が低い
・切断面周囲の骨や歯周組織の治癒を阻害しない

　外科的歯内療法の成功には，これらの要件を高いレベルで満たす逆根管充填材を選択することが重要であり，現在においてはMTAセメントを代表とするバイオセラミックセメントがその第一候補となろう．以下，逆根管充填材としてのバイオセラミックマテリアルの優位性について検討したい．

Case 1 下顎第一大臼歯の外科的歯内療法

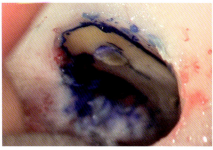
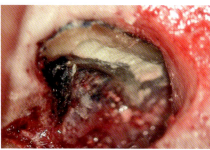

1-1 根尖切除時．頰舌2根管の間には未処置のイスムスによる交通が認められる．メチレンブルーに染色された部位は感染源の取り残しと考えられる

1-2 逆根管充填時．超音波チップを用いて逆根管形成し，ProRoot MTA（デンツプライシロナ）にて逆根管充填を行った．封鎖性の高い逆根管充填材により細菌およびその産生物の漏洩を防止することが重要である

逆根管充填材としてのバイオセラミックマテリアル

1. 逆根管充填材の種類

従来は代表的な逆根管充填材として，アマルガム，強化型酸化亜鉛ユージノールセメント（Super EBAセメント，IRMセメント），接着性レジンセメント，レジン強化型グラスアイオノマーセメントなどが用いられてきた．これらの材料はそれぞれ，毒性や溶解性があったり，血液など湿潤下で特性が発揮しにくいなど，さまざまな臨床的問題がある．逆根管充填材の選択は外科的歯内療法の予後に影響を及ぼす可能性が示唆されており[1]，近年ではMTAセメントが主流になりつつある．

2. MTAセメントの優位性

MTAセメントはケイ酸カルシウムを主体とした水硬性セメントである．優れた封鎖性と高い生体適合性を有し，また抗菌性や硬組織治癒を促進する効果も期待できる．さらには血液や滲出液などの湿潤下において硬化するため，外科的歯内療法における逆根管充填材として理想的な要件を満たす材料と言える．

最初にMTAセメントとして製品化されたProRoot MTA（デンツプライシロナ）は，膨大な基礎研究と20年の臨床データが存在するリファレンスマテリアルである．近年では，さまざまな改良が加えられた新規MTAセメントが開発されてきている．以下ではMTAセメントの優位性について検討したい．

（1）高い封鎖性

MTAセメントはさまざまな漏洩試験において，アマルガムやIRMセメント，Super EBAセメントと比較し，優れた封鎖性を示すことが証明されている[2]．MTAセメントが高い封鎖性を示す一つの要因として，MTAセメントから放出されるカルシウムイオンが組織液のリン酸イオンと反応してハイドロキシアパタイト様析出物を形成し，それらがMTAセメントと象牙質とのギャップを緊密に封鎖するためと考えられている[3]．

ただし，唾液の混入や酸性下で硬化すると，封鎖性が低下することなども指摘されているため，十分な封鎖性を発揮させるには逆根管充填時の止血が重要と考えられる．

(2) 優れた生体適合性

いくつかの動物あるいはヒトにおける研究で，MTAセメントの優れた生体適合性が報告されている．Baekら[4]は，アマルガム，Super EBAセメント，MTAセメントの根尖周囲組織における組織反応を観察したところ，MTAセメントでは炎症反応はほとんど認められず，さらにはMTAセメント硬化体の表面にはセメント質と歯根膜の形成が認められたと報告している．

MTAセメントが培養細胞や生体組織に優れた親和性をもち，また硬組織形成を伴う治癒を促進するなど，さまざまな検証がなされている．

(3) バイオセラミックス

バイオセラミックスとはケイ酸三カルシウム系セメントの総称であり，MTAセメントを歯内療法分野での第一世代とするならば，MTAセメントの優れた封鎖性や生体適合性を兼ね備えながらも，操作性の向上や硬化時間の短縮，変色の抑制などMTAセメントの欠点を改善した次世代のマテリアルと言える．

Chenら[5]は，ビーグル犬にて次世代のマテリアルであるEndoSequence BC RRMパテ（Brasseler USA，日本では未承認）とProRoot MTAを歯根端切除時の逆根管充填材として比較したところ，EndoSequence BC RRMパテでは根尖周囲骨組織の形成やセメント質・歯根膜の新生が顕著に認められたと報告している．しかしながら，MTAセメント以外の新規バイオセラミックマテリアルを逆根管充填材として組織学的に評価した研究は希であり，今後のさらなる基礎研究の蓄積が必要と考えられる．

(4) 臨床研究

マイクロスコープを用いた近代的な外科的歯内療法は，多くの文献で90％以上の成功率を示しており，50～60％の成功率であった従来の方法とは異なり，有効な治療オプションとして確立されている．

Tsesisら[6]は，システマティックレビューにおいてIRMセメントやSuper EBAセメントよりもMTAセメントのほうが成功率は高かったと報告している．それに対し，同材料間で成功率に有意差はないという報告もある[7〜9]．現時点では，MTAセメントとIRMセメントやSuper EBAセメントで臨床的な成功率において明確な差があるとは言えず，今後のさらなる長期的な経過観察が必要である（表1）．一方，臨床的な観点から考えると，血液や滲出液にさらされるため湿潤下で硬化するMTAセメントのメリットは大きく，上記に述べた基礎研究における優れた封鎖性や生体適合性を考慮すると，やはりMTAセメントが逆根管充填材の第一選択となるであろう．

Zhouら[10]は，逆根管充填材としてのバイオセラミックマテリアル（iRoot BP Plus Root Repair Material，日本では未承認）とMTAセメントを比較した前向き無作為化試験において，バイオセラミックマテリアルはMTAセメントと同等の臨床効果が期待できると結論づけている．しかしながら，MTAセメントを除くバイオセラミックマテリアルの臨床研究はいまだ少なく，またどの研究も観察期間が短いため，今後の臨床エビデンスの蓄積を待たなければならない．

表1 MTAセメントを逆根管充填材として用いた外科的歯内療法の成功率

文献	症例数（歯牙数）	観察期間	逆根管充填材と成功率
Lindeboom, et al (2005)	100本	1年	MTA：64% IRM：50%
Saunders (2008)	276本	4〜72カ月（平均18カ月）	MTA：88.8%
Chong, et al (2003)	108本	1〜2年	MTA：92% IRM：87%
Song, et al (2012)	192本	1年	MTA：95.6% Super EBA：94.3%
von Arx, et al (2012)	191本	5年	MTA：86.4% Super EBA：67.3%

臨床の実際

外科的歯内療法において，根尖切除から逆根管充填までの一連の根尖部マネージメントはきわめて重要なステップである．当然ながら，精密に逆根管充填を行うためには，MTAセメントの操作性やハンドリングに習熟しなければならないが，そのなかでも特に以下の2つの点が重要である．

① 逆根管充填時に骨窩洞からの止血を確実に行うこと
② MTAセメントの維持と封鎖を得るために，超音波チップを用いておよそ3mm程度の円筒状の逆根管形成を行うこと

以下，臨床における各ステップの勘所を詳細に解説する．なお，逆根管充填材として筆者はProRoot MTAを使用している．

Step 1　根尖切除と骨窩洞内の止血のコントロール

根尖部の切除は，機械的拡大が困難な根尖分枝を含んだ根尖からおよそ3mmの位置まで切除すべきであり，病変の大きさやポストコアの先端位置などを考慮しながら最終的な切除位置を決定する．また，切除の際は切断面への象牙細管の露出や見逃し根管の防止のため，可能な限りベベルは付与しないほうが良い．

根尖部を切除し，根尖部肉芽組織の掻爬を終えたら，骨窩洞内の止血を行う．特にMTAセメントのようなハンドリングが難しい材料で逆根管充填を行うためには，十分な止血が重要である．通常，エピネフリン含有綿球を骨窩洞内に数分間置くことにより十分な止血を得ることができる（図1）．止血後は，骨窩洞内の綿球をすべて除去する

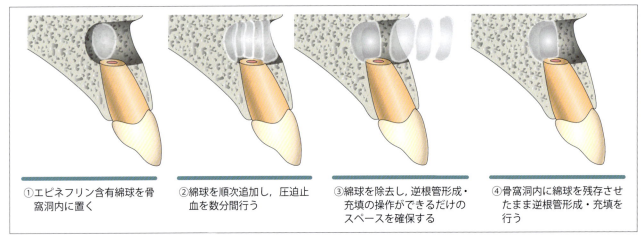

図1 骨窩洞内の止血のコントロール

①エピネフリン含有綿球を骨窩洞内に置く
②綿球を順次追加し，圧迫止血を数分間行う
③綿球を除去し，逆根管形成・充填の操作ができるだけのスペースを確保する
④骨窩洞内に綿球を残存させたまま逆根管形成・充填を行う

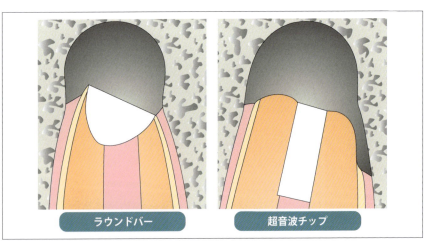

図2 従来の逆根管形成と超音波チップを用いた近代の逆根管形成
超音波チップを用いることにより，逆根管充填材の維持や封鎖に必要な窩洞形成が可能となる．ラウンドバーによる従来的な保持形態では，逆根管充填材の切断面からの脱離や辺縁漏洩が容易に生じる

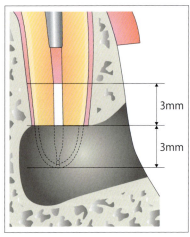

図3 理想的な逆根管形成の模式図
3mm以上の根管に沿ったパラレルな窩洞形成．かつてのラウンドバーによる形成では，このような理想的な窩洞形成にはならない

のではなく，逆根管充填の操作ができるだけのスペースを確保したうえで，残りの綿球を骨窩洞内に残存させたほうが後の操作は楽である．エピネフリン含有硫酸鉄を含んだ止血剤なども非常に有効である．

Step 2　超音波チップによる逆根管形成

　逆根管形成の目的は，切断面より上部の感染除去と逆根管充填材の維持と封鎖のためのスペースをつくることである．特にメチレンブルーで染色されたイスムスや見逃し根管など残存した感染部位をマイクロスコープ下で直視しながら逆根管形成できることは外科的歯内療法の大きなメリットである．

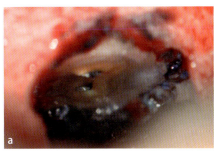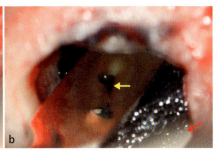

図4 歯根端切除時の切断面の観察
a：マイクロスコープによる強拡大像．切断面をメチレンブルーで染色すると，近心頬側・舌側根管，その間を交通するイスムスが確認できる
b：マイクロスコープによるミラー像．近心頬側根管には根管充填材が確認できるが，イスムス（黄色矢印）や近心舌側根管は完全に未形成であり，細菌感染部位が残存していることは明白である．骨窩洞内にエピネフリン含有綿球が残存していることに注目（赤色矢印）．骨窩洞内にはインスツルメント操作を邪魔しない程度のエピネフリン綿球を残存しておくことにより，止血のコントロールが容易になる

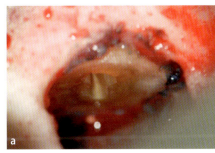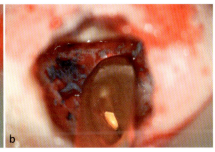

図5 超音波チップを用いた逆根管形成
a：逆根管形成は原則注水下で行う必要がある．根管の長軸に沿ってパラレルに根管形成を行うことにより，切断面上部の感染除去と逆根管充填材の維持を得ることができる
b：根管壁に残存したガッタパーチャなど漏洩因子となるものはきれいに取り除く必要がある．また，逆根管充填材が十分な封鎖性を発揮するため，3mmの深さが得られるよう逆根管形成を行うことが理想である

　また，逆根管充填材の維持のために，逆根管形成は根管壁と平行になるような1級窩洞形成を行う必要がある．かつてはラウンドバーを用いて半円形の保持形態を付与する方法が一般的であったが，これでは逆根管充填材を長期に維持するのが難しいだけでなく，本来の根管に追随せず，舌側にパーフォレーションを起こすリスクも高くなる（図2，3）．

　そして，逆根管充填材による緊密な封鎖と漏洩防止を達成するには，充填材の厚みを十分に確保する必要がある．Gaglianiら[11]は漏洩試験において，0〜45°のベベルアングルで根尖切除された根管に対し，3mmの逆根管形成を行えば辺縁漏洩を予防することが可能と報告している（図4，5）．

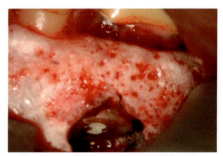

図6 ProRoot MTA による逆根管充填
MTA セメントは操作性の悪さが指摘されることが多いが，図8に示すようなちょっとした工夫で容易にハンドリングできるようになる

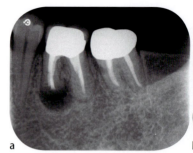 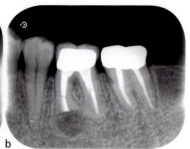

図7 逆根管充填時と術後1年の比較
a：超音波チップにより根管に沿った適切な窩洞形成が行われ，MTA セメントにより緊密に逆根管充填されている．3mm 程度の逆根管形成により適切な充填材の厚みを確保でき，十分な封鎖性が発揮される
b：術後1年．根尖部透過像が改善してきている

Step 3　バイオセラミックセメントによる逆根管充填

　ProRoot MTA を代表とする MTA セメントは，一般的に操作性が悪いことが欠点とされている．一方で，操作性を重視して水分量が少なすぎると，硬化が不十分になる可能性がある．混水比を正確に守り，練和後の水分コントロールにより適切な賦形性を得ることがポイントである（図6，7）．

　練和された MTA セメントで逆根管充填を行うためのインスツルメントとしては，各種シリンジタイプのキャリア，MTA ブロックなどが存在する．また近年では操作性を重視したパテタイプのバイオセラミックセメントが登場してきている．現時点においては MTA セメント以外の新規バイオセラミックス製品は臨床エビデンスが十分とは言えないが，今後，臨床的観点から操作性の良いバイオセラミックマテリアルがますます増えていく可能性は高い．

MTA セメントの操作

　MTA ブロックを用いた簡便な充填方法について解説する．MTA セメントの粉末をガラス練板上に置き，金属スパチュラを用いて滅菌精製水と練和し（図8-①），MTA ブロックに填入する（図8-②）．この際，水分量が多すぎる場合は，滅菌ガーゼで填入された MTA セメントの水分を吸水することにより，賦形が可能な適切な稠度に調整することができる（図8-③）．また，MTA ブロックに填入したままでは，MTA セメントはすぐに乾燥して賦形性が失われるため，未使用の時は濡れた滅菌ガーゼでブロックを包み込み保湿状態を維持する必要がある（図8-④〜⑥）．

図8　MTAブロックを用いた簡便な充填方法

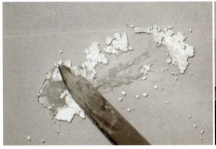
①MTAセメントの練和．適切な混水比を守る

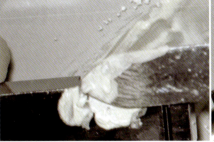
②MTAブロックに填入

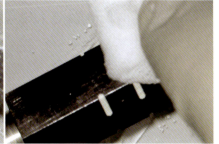
③ガーゼでMTAセメントの水分を吸水し，適切な稠度に調整する

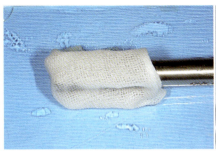
④MTAブロックに填入後は濡れたガーゼでブロックごと包み込み，MTAセメントの乾燥を防ぐ必要がある

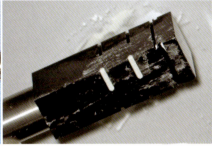
⑤MTAキャリアで適切量のMTAセメントをすくい取る．稠度のコントロールが良ければ，逆さにしてもセメントが崩れることはない

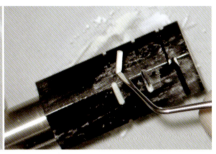

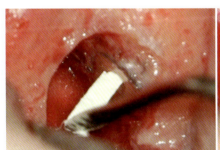

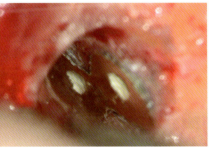

⑥適切なペレット状のMTAセメントの塊をすくい取ることができれば，逆根管形成された根管へ填入することは容易である．填入後は適切なプラガーで圧接を行う

バイオセラミックマテリアルの今後

　ProRoot MTAを代表とするMTAセメントは優れた臨床成績と高い生体適合性や封鎖性を併せもつことから，外科的歯内療法における逆根管充填材としてすでにその地位を確立していると考えられる．

　近年ではMTAセメントを改変したさまざまなバイオセラミックマテリアルが開発されてきており，今後より良い操作性や利便性を追及した製品が数多く出現してくるであろう．この分野におけるバイオセラミックマテリアルの臨床応用に関して，さらなるエビデンスが蓄積されることを期待したい．

逆根管充填を伴う外科的歯内療法の予後に影響を及ぼす因子：メタアナリシス

Prognostic factors in apical surgery with root-end filling : a meta-analysis.
von Arx T, Penarrocha M, Jensen S.
J Endod. 2010 ; 36 : 957-973.

◉ 研究の目的
逆根管充填を伴う外科的歯内療法において，予後に影響する可能性がある因子について評価すること．

◉ 研究デザイン
メタアナリシス

◉ 検索方法と対象臨床研究
MEDLINEとコクランライブラリーの1980〜2007年の電子データベースを検索し，以下の基準を満たす研究を選択した．
①逆根管充填材が存在する外科的歯内療法の臨床研究
②6カ月以上の観察期間
③X線写真と臨床症状における評価基準が明確

◉ データ収集と分析
収集した695論文から140論文を抽出し，38論文を採用した．
予後因子は「患者因子」「歯牙因子」「治療因子」の3つのカテゴリーに分け，それぞれのカテゴリーの重みづけを行った．

結果はMantel-Haenszel 検定にてオッズ比（95％信頼区間）の評価を行った．

◉ 結果
以下の因子は術後の治癒に影響を及ぼす．
歯牙因子：術前の痛みや臨床症状の有無，術前の根管充填の質，透過像の大きさ（5mm以下か否か）
治療因子：エンドスコープの使用の有無
〈逆根管充填に関する予後因子の影響〉
・逆根管充填の緊密度は予後に影響する
・充填材の厚みは十分な長さがあるほど治癒傾向にある
・ラウンドバーよりも超音波チップを用いて逆根管形成を行ったほうが予後が良い
・統合された成功率ではMTAセメントが最も高かった（表）

◉ 臨床への示唆
逆根管充填の質は少なからず予後に影響を与えることから，臨床においては①封鎖性を得るために緊密に充填すること，②充填材の厚みを確保するため必要な長さの逆根管形成を行うこと，③そのような理想的な形成を行うには超音波チップが有用であること，などが示唆される．

文献

1) Villa-Machado PA, Botero-Ramirez X, Tobon-Arroyave SI. Retrospective follow-up assessment of prognostic variables associated with the outcome of periradicular surgery. Int Endod J. 2013 ; 46 : 1063-1076.
2) Torabinejad M, Parirokh M. Mineral trioxide aggregate : a comprehensive literature review — part II : leakage and biocompatibility investigations. J Endod. 2010 ; 36 : 190-202.
3) Han L, Okiji T. Bioactivity evaluation of three calcium silicate-based endodontic materials. Int Endod J. 2013 ; 46 : 808-814.
4) Baek SH, Plenk H Jr, Kim S. Periapical tissue responses and cementum regeneration with amalgam, SuperEBA, and MTA as root-end filling materials. J Endod. 2005 ; 31 : 444-449.
5) Chen I, Karabucak B, Wang C, Wang HG, Koyama E, Kohli MR, Nah HD, Kim S. Healing after root-end microsurgery by using mineral trioxide aggregate and a new calcium silicate-based bioceramic material as root-end filling materials in dogs. J Endod. 2015 ; 41 : 389-399.

表 各種逆根管充填材の成功率

著者（文献）	総数	治癒率（%）				
		アマルガム	グラスアイオノマー	IRM	MTA	Super EBA
Dalal and Gohil（1983）	40	66.7	50.5	−	−	−
Dorn and Gartner（1990）	488	58.2	−	73.6	−	75.4
Waikakul and Punwutikorn（1991）	62	69.6	−	−	−	−
Pantschev, et al（1994）	103	51.9	−	−	−	56.9
Jesslén, et al（1995）	82	85.4	85.4	−	−	−
Testori, et al（1999）	302	68.1	−	−	−	85.3
Rahbaran, et al（2001）	154	25.5	−	−	−	38.8
Jensen, et al（2002）	122	−	30.6	−	−	−
Chong, et al（2003）	108	−	−	87.2	91.8	−
Schwartz-Arad, et al（2003）	103	43.5	−	50	−	−
Sahlin Platt and Wannfors（2004）	34	−	43.8	−	−	−
Lindeboom, et al（2005）	100	−	−	86	92	−
von Arx, et al（2007）	191	−	−	−	90.2	76.4
Total	1889	57.9	51.2	71.6	91.4	69.8

統合された成功率では，MTAセメントが最も高く（91.4%），グラスアイオノマーセメントが最も低い（51.2%）
MTAセメントを使用した場合ではどの研究においても90%以上の高い成功率を示しているが，2つランダム化比較試験ではMTAセメントとIRMセメントでは成功率に有意差はないとされている
さらなる長期経過の研究が必要である

6) Tsesis I, Rosen E, Taschieri S, Telishevsky Strauss Y, Ceresoli V, Del Fabbro M. Outcomes of surgical endodontic treatment performed by a modern technique: an updated meta-analysis of the literature. J Endod. 2013; 39: 332-339.

7) Song M, Kim E. A prospective randomized controlled study of mineral trioxide aggregate and super ethoxy-benzoic acid as root-end filling materials in endodontic microsurgery. J Endod. 2012; 38: 875-879.

8) Kim S, Song M, Shin SJ, Kim E. A randomized controlled study of mineral trioxide aggregate and super ethoxybenzoic acid as root-end filling materials in endodontic microsurgery: long-term outcomes. J Endod. 2016; 42: 997-1002.

9) Chong BS, Pitt Ford TR, Hudson MB. A prospective clinical study of Mineral Trioxide Aggregate and IRM when used as root-end filling materials in endodontic surgery. Int Endod J. 2003; 36: 520-526.

10) Zhou W, Zheng Q, Tan X, Song D, Zhang L, Huang D. Comparison of Mineral Trioxide Aggregate and iRoot BP Plus Root Repair Material as root-end filling materials in endodontic microsurgery: a prospective randomized controlled study. J Endod. 2017; 43: 1-6.

11) Gagliani M, Taschieri S, Molinari R. Ultrasonic root-end preparation: influence of cutting angle on the apical seal. J Endod. 1998; 24: 726-730.

CHAPTER 05

バイオセラミックシーラーを用いた根管充塡

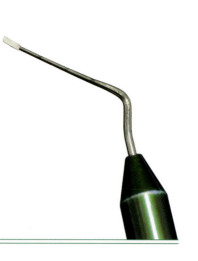

横田　要 Kaname Yokota　大阪府・YOKOTA DENTAL OFFICE

　根管充塡材の有無が根尖性歯周炎の治癒に与える影響を調べた論文[1]を紐解くと，根尖性歯周炎は根管内の細菌数が減少することにより治癒し，根管充塡材が根尖性歯周炎を治すものではないことが示唆される．このことは，根尖性歯周炎の治療という観点からすると，根管充塡の重要性は根管内の細菌除去と比べて低いことが理解できる．

　では，なぜ根管充塡材や充塡方法に関して，これほどさまざまな議論を呼ぶのであろうか．いろいろな理由が考えられるが，筆者が考えるに，多くの臨床家はX線写真上での根管充塡の見栄えの良さをともすれば第一に考える傾向があり，簡便できれいな根管充塡方法を追い求めることが一因ではないかと感じる．もちろん，根管充塡の質と根管治療の成功率との因果関係を示す文献[2, 3]もあり，全く無視して良いというわけではない．そして昨今，最新器具を用いて歯内療法を行えば成功率も上がるとする一部の風潮があるが，数々の文献より根尖性歯周炎が細菌感染により引き起こされる[4, 5]というのが自明の理であることを考えれば，ラバーダム防湿や滅菌器具の使用に始まる"The role of Asepsis in Endodontic Procedure（歯内療法における無菌的治療のルール）"を守らずして，根管治療を成功に導くことは不可能であろう．その原理原則を遵守せずに，X線写真上での根管充塡の出来栄えに一喜一憂しても意味はない．

根管充塡の目的

　根管充塡の目的として，以下の2つの事項があげられる[6]（**図1**）．

1. コロナルリーケージ，滲出液等の流入の防止

　根管治療において根管充塡の目的は，根管拡大形成・根管内洗浄・根管貼薬によって機械的・化学的に細菌を減少させた根管内に，再感染を起こさせないことである．この目的を達成するには，根管系全体を緊密に充塡し，なおかつ根尖側から歯冠側にかけて均一な緊密性が要求される．根管治療の予後は，質の高い根管充塡と最終補綴物の両方をもってして達成されることはよく知られている[7]．根管内の細菌を減少させることに

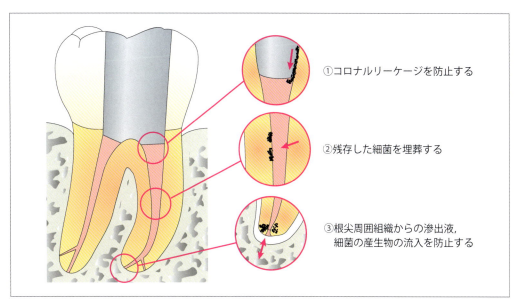

図1 根管充填の目的

成功しても，仮に歯冠側からの漏洩（コロナルリーケージ）が起こるようであれば，再感染が生じるためである．

コロナルリーケージに関するいくつかの文献では，さまざまな根管充填方法や術式を用いて充填された根管充填材に細菌感染を起こし，どれくらいの日数で根尖まで到達するかを調べたところ，おおむね3～30日で細菌は根尖孔にまで侵入するという結果が出ている[8～10]．一度細菌が侵入すると根管内は一瞬にして感染が広がるため，根管治療終了後は可能な限り早期に修復処置を行うことが重要である．根管治療終了時から修復治療開始までに時間がかかってしまったり，支台築造時にラバーダム防湿などを怠って，根管内を再感染させてしまうようなことがないように十分注意する必要がある[11]．

また，根尖孔から根尖周囲組織由来の血液または滲出液が根管内に侵入し，それらが埋葬されていた細菌の栄養源となった結果，細菌数が増加して感染を惹起させる可能性も十分に考えられるため，根尖側についても緊密な封鎖が重要である．

2．残存した細菌の埋葬

歯髄や根尖周囲組織に疾患を引き起こす主たる原因は細菌やその産生物である．前述したように，根管系に侵入または存在する細菌を完全に除去し，その状態を維持すれば根尖性歯周炎は治癒するであろう．しかしながら，複雑な根管系から完全に細菌を除去するのは不可能である[12]．こうした背景から，側枝や象牙細管内に残存した細菌を根管充填材により埋葬し，不活性化させる必要がある[13]．

根管充填に用いられる材料

根管充填材は，コアマテリアルとシーラー（セメント）によって構成される（**図2**）．また，Grossman[14]が示した根管充填材に用いられる条件を**図3**に示す．

図2　根管充填材の構成

コアマテリアル
固体もしくは半固体の材料で，根管充填材の基礎となるもの

シーラー（セメント）
死腔を埋めるためや根管内を緊密に充填するためにX線造影性を有したセメントが用いられ，固体もしくは半固体のコアマテリアルと併用される

図3　根管充填材に求められる条件（Grossman 1981[14]）

① 根管内に簡単に使用できる
② 根管を封鎖する
③ 収縮しない
④ 水分を通さない
⑤ 殺菌効果がある
⑥ X線造影性がある
⑦ 変色を起こさない
⑧ 根尖周囲組織を刺激しない
⑨ 迅速かつ容易に滅菌できる
⑩ 必要であれば容易に除去できる

図4　シーラーの種類

① クロロホルムベースシーラー
② 酸化亜鉛ベースシーラー
③ 水酸化カルシウムベースシーラー
④ グラスアイオノマーベースシーラー
⑤ シリコンベースシーラー
⑥ レジンベースシーラー
⑦ エポキシレジンシーラー
⑧ バイオセラミックシーラー

図5　シーラーに求められる条件（Grossman 1976[16]）

① 練和後に粘性をもつ
② 封鎖性が高い
③ X線造影性がある
④ 粒子が細かい
⑤ 収縮しない
⑥ 変色を起こさない
⑦ 硬化時間が遅い
⑧ 溶解しない
⑨ 周囲組織を刺激しない
⑩ 溶媒により溶ける
⑪ 過剰な免疫反応を引き起こさない
⑫ 発癌作用をもたない

　コアマテリアルとしては，シルバーポイントとガッタパーチャが近代の歯内療法では最も使用されてきた．しかし近年，アメリカ歯内療法学会（AAE）はシルバーポイントの使用中止を促す通達を出した．理由としては，①血液や組織液に触れると腐食が起こる，②歯牙や周囲組織の変色を引き起こす，③シルバーポイントを充填後，ポスト形成や支台築造ができない，④外科的歯内療法を困難にするといった点があげられる[15]．以上のことから，現在では主にガッタパーチャがコアマテリアルとして用いられている．

　シーラーの役割としては，第一に象牙質とコアマテリアルの間のスペースを埋めることであるが，根管充填をスムーズに行えるように潤滑剤としての役割も果たす．さまざまな種類のシーラーがここ50年以上にわたり使用されてきた（図4）．しかしながら，図5に示す理想的な要件[16]を具備するシーラーは現時点では存在しない．

根管充填の術式

　根管充填の術式としては，側方加圧根管充填法，垂直加圧根管充填法，シングルポイント法，溶媒を用いてガッタパーチャを変形させる方法，シーラーだけの根管充填，熱によってガッタパーチャの変形を起こす方法など，さまざまな術式が用いられてきた．現時点では，世界中の歯学部学生にゴールドスタンダードとして教えられている側方加圧根管充填法が広く知られており，多くの臨床家が採用している．これは，側方加圧根管充填が比較的容易で，特別な器材などが必要なく，比較的コンスタントに習熟しやすいといった背景があるであろう．しかし，根管形態はさまざまであり，1つの根管充填方法だけでは十分に対応できないこともあるため，数種類の根管充填方法を習得すべきである．

　現在，北米の歯内療法専門医における根管充填法の第一選択は，Continuous Wave Condensation Technique（CWCT）である[17]．この方法の利点としては，適応範囲が広く，レングスコントロールが容易であるといった点があげられる．CWCTの狙いとしては，シーラーの量を最小限に抑えて，熱により軟化したガッタパーチャを三次元的に根管内へ充填し，緊密にするというものである．シーラーを最小限にする理由としては，現在臨床で使用されているシーラーのほとんどは硬化後に収縮し，ガッタパーチャと象牙質との間に死腔を形成するため，細菌の再繁殖を促す可能性があることや，漏洩を起こすことが多くの研究で判明しているからである．しかし，CWCTは適応範囲が広いとはいえ，根未完成歯や根尖部に吸収が起こっている症例，もしくは根尖が破壊されている症例では，根管充填材の押し出しが懸念されるため，また歯根が長いまたは根尖部が極度に彎曲している症例では，ヒートプラガーが届かず，根尖部のガッタパーチャが十分に加熱できないので，このような症例はCWCTの適応にはならない[18]．

バイオセラミックシーラーを用いた根管充填

　代表的なバイオセラミックシーラーとしては，「EndoSequence BC sealer（Brasseler，日本では未承認）」（以下，BC sealer）があげられる．BC sealerはすでに練和された状態でプラスチックシリンジに入っており，構成成分としては主にケイ酸カルシウム，リン酸カルシウム，酸化ジルコニウム，水酸化カルシウム，フィラー，増稠材などである．特徴としては，高いpH，X線不透過性，高い流動性，親水性，不溶解性，骨形成能を有する，硬化には水分を必要とする，硬化後には膨張するといった点があげられ，硬化時間は約4時間とされる[19〜23]．

　前述のCWCTでは，歯根の長い症例や根尖部で彎曲が強い症例ではヒートプラガーが根尖部より3〜4 mmの位置まで届かず，根尖部のアピカルプラグの加熱が適切に行えないため，根尖部3〜4 mmの根管充填がシングルポイントで根管充填したようになってしまう．そのような場合，筆者はBC sealerを用いてHydraulic Condensation Techniqueで根管充填を行うことがある（**Case 1〜3**）．われわれが治療する根管内は象牙細管からの絶え間ない滲出液にさらされているが，BC sealerはMTAセメントと同様に，

Case 1 作業長の長い症例

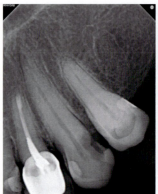
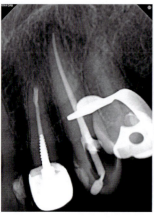
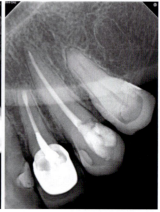

1-1 術前．患歯は 3| で，不可逆性歯髄炎と診断
1-2 試適時．メインポイントの試適は #50/04（根管形成にはVortex Blueを使用）
1-3 術後．根管充填はガッタパーチャとBC sealerで行った

Case 2 彎曲根管症例

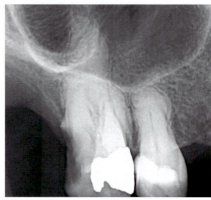
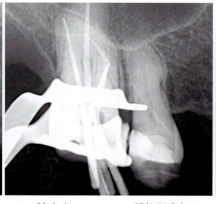
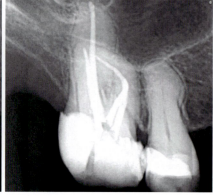

2-1 術前．患歯は 6| で，歯髄は壊死していた
2-2 試適時．Bio RaCeで根管形成（MB1とMB2は #35/04，DBは #40/04，Pは #50/04）．同じサイズのメインポイントで試適を行った
2-3 術後．ガッタパーチャとBC sealerで根管充填

Case 3 彎曲が強く，作業長の長い症例

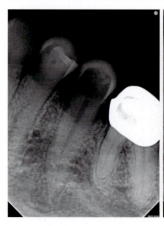
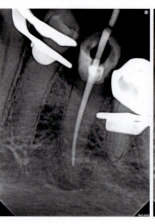
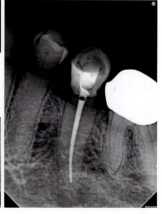

3-1 術前．患歯は |5 で，症状を有する不可逆性歯髄炎症例であったが，根尖部には炎症が波及していなかった
3-2 試適時．メインポイントの試適は #50/04（根管形成はVortex Blueを使用）
3-3 術後．ガッタパーチャとBC sealerで根管充填

硬化するのに水分を必要とする特性があり，根管内の過酷な条件を巧みに利用した材料といえよう．また，ほとんどのシーラーは硬化後に収縮し死腔を作り出すが，BC sealerは硬化後に膨張するという注目すべき特性がある．そして，従来の根管充填では，メインとなるのはガッタパーチャであったが，Hydraulic Condensation TechniqueにおいてガッタパーチャはあくまでBC sealerを根管内で広げるためのキャリアとして使用され，BC sealerがメインとなる．

　Hydraulic Condensation Techniqueについて，実際の歯牙を模倣したプラスチックモデルを用いて解説していく（図6）．まず歯髄組織や根管充填材を通法どおり機械的・化学的に除去する．その後，メインポイントを試適し，最終洗浄を行い，根管内をペーパーポイントなどで乾燥させる．そして，根管内にBC sealerを満たしてからレンツロ等でシーラーを根管内に緊密にいきわたらせる．このステップは根管内部，特に根尖部付近で発生するベーパーロックを解消するために重要である．ベーパーロックを解消させるためにガッタパーチャをポンピングさせる方法もあるが，根尖孔からのシーラーの溢出が考えられるので，筆者はレンツロを用いている．その後，ガッタパーチャにBC sealerを塗布して根管内に挿入し，根管口付近でガッタパーチャを切断し，切断したガッタパーチャを根尖側方向に圧接する．根管口上部に余剰のBC sealerが溢れることが多いので，充填後は滅菌精製水で髄腔内をしっかり洗浄し，ガッタパーチャ上部はマイクロブラシなどでしっかりとふき取るようにする．

　なお，2017年に開催されたAAEでもバイオセラミックシーラーに関する発表が多くみられた．しかし，全体の印象として，多くの歯内療法専門医がバイオセラミックシーラーに興味はあるが，まだ臨床・基礎研究が少ない，費用が高いといった理由で，バイオセラミックシーラーを導入していない専門医も多かった．

まとめ

　根管充填にはさまざまな方法があり，1つの術式だけで問題を解決することは難しく，複数の方法をマスターしておく必要があろう．バイオセラミックマテリアルの導入は日常臨床において，有益な結果をもたらすことが多い．現在使用されているほとんどのシーラーは疎水性で，硬化後に収縮するという欠点をもつが，バイオセラミックシーラーは硬化するのに水分が必要であり，硬化後には膨張するという特徴をもつ．象牙細管内から滲出液が流入してくる根管内に使用する材料として，親水性という特徴をもつバイオセラミックシーラーは可能性を秘めた材料と言えよう．しかし，決して根尖性歯周炎を即座に治すといった魔法のような特効薬ではない．無菌的処置原則を守ったうえでの"インフェクションコントロール"が歯内療法を成功に導く鍵であることは，バイオセラミックマテリアルが導入される以前から変わってはいない．日々新しい材料が入ってくるなかで，先人達が残してきた歯内療法の原理原則を忘れることなく，われわれは取捨選択しながら臨床に望む必要がある．

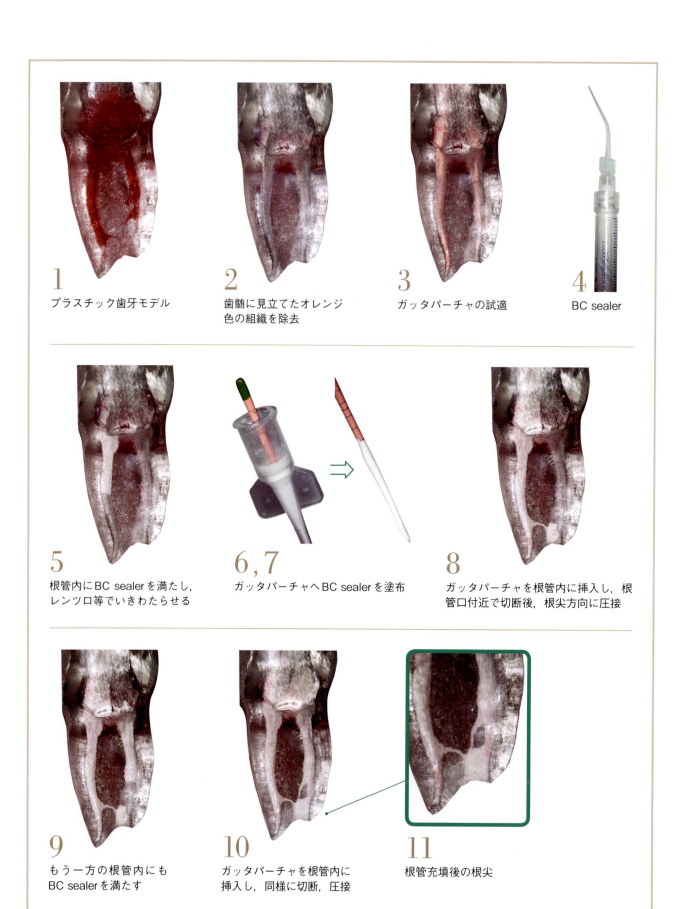

図6 Hydraulic condensation technique

注：2017年9月の時点でBC sealerは国内未認可の器材，薬剤であるため，個人輸入して使用する場合は，歯科医師の裁量によって使用すること，また患者にその旨を説明し，同意を得たうえで使用する必要がある．

文　献

1) Sabeti MA, Nekofar M, Motahhary P, Ghandi M, Simon JH. Healing of apical periodontitis after endodontic treatment with and without obturation in dogs. J Endod. 2006; 32: 628-633.
2) Sjogren U, Hagglund B, Sundqvist G, Wing K. Factors affecting the long-term results of endodontic treatment. J Endod. 1990; 16: 498-504.
3) Ng YL, Mann V, Gulabivala K. Outcome of secondary root canal treatment: a systematic review of the literature. Int Endod J. 2008; 41: 1026-1046.
4) Kakehashi S, Stanley HR, Fitzgerald RJ. The effects of surgical exposures of dental pulps in germ-free and conventional laboratory rats. Oral Surg Oral Med Oral Pathol. 1965; 20: 340-349.
5) Moller AJ, Fabricius L, Dahlen G, Ohman AE, Heyden G. Influence on periapical tissues of indigenous oral bacteria and necrotic pulp tissue in monkeys. Scand J Dent Res. 1981; 89: 475-484.
6) Bergenholtz G, Horsted-Bindslev P, Reit C. Textbook of Endodontology. 2nd. Wiley-Blackwell, 2009.
7) Ray HA, Trope M. Periapical status of endodontically treated teeth in relation to the technical quality of the root filling and the coronal restoration. Int Endod J. 1995; 28: 12-18.
8) Swanson K, Madison S. An evaluation of coronal microleakage in endodontically treated teeth. Part I. Time periods. J Endod. 1987; 13: 56-59.
9) Torabinejad M, Ung B, Kettering JD. *In vitro* bacterial penetration of coronally unsealed endodontically treated teeth. J Endod. 1990; 16: 566-569.
10) Trope M, Chow E, Nissan R. *In vitro* endotoxin penetration of coronally unsealed endodontically treated teeth. Endod Dent Traumatol. 1995; 11: 90-94.
11) Goldfein J, Speirs C, Finkelman M, Amato R. Rubber dam use during post placement influences the success of root canal-treated teeth. J Endod. 2013; 39: 1481-1484.
12) Siqueira JF Jr, Araujo MC, Garcia PF, Fraga RC, Dantas CJ. Histological evaluation of the effectiveness of five instrumentation techniques for cleaning the apical third of root canals. J Endod. 1997; 23: 499-502.
13) Sundqvist G, Figdor D. Endodontic treatment of apical periodontitis. In: Essential endodontology: prevention and treatment of apical periodontitis. Orstavik D, Pitt Ford TR eds. Blackwell, 1998: 242-277.
14) Grossman L. Endodontic Practice. Lea & Febiger, 1981; 10: 279.
15) American association of endodontists. Use of silver points. AAE position statement. 2013.
16) Grossman LI. Physical properties of root canal cements. J Endod. 1976; 2: 166-175.
17) Lee M, Winkler J, Hartwell G, Stewart J, Caine R. Current trends in endodontic practice: emergency treatments and technological armamentarium. J Endod. 2009; 35: 35-39.
18) Smith RS, Weller RN, Loushine RJ, Kimbrough WF. Effect of varying the depth of heat application on the adaptability of gutta-percha during warm vertical compaction. J Endod. 2000; 26: 668-672.
19) Jefferies SR. Bioactive and biomimetic restorative materials: a comprehensive review. Part I. J Esthet Restor Dent. 2014; 26: 14-26.
20) Jefferies S. Bioactive and biomimetic restorative materials: a comprehensive review. Part Ⅱ. J Esthet Restor Dent. 2014; 26: 27-39.
21) Gandolfi MG, Iacono F, Agee K, Siboni F, Tay F, Pashley DH, Prati C. Setting time and expansion in different soaking media of experimental accelerated calcium-silicate cements and ProRoot MTA. Oral Surg Oral Med Oral Pathol Oral Radiol Endod. 2009; 108: e39-45.
22) Zhang W, Li Z, Peng B. *Ex vivo* cytotoxicity of a new calcium silicate-based canal filling material. Int Endod J. 2010; 43: 769-774.
23) Zhang H, Shen Y, Ruse ND, Haapasalo M. Antibacterial activity of endodontic sealers by modified direct contact test against Enterococcus faecalis. J Endod. 2009; 35: 1051-1055.

BC sealerを用いたシングルポイント法での治療成績：後ろ向き研究

Clinical outcome of non-surgical root canal treatment using a single-cone technique with Endosequence Bioceramic Sealer: a retrospective analysis.
Chybowski EA, Glickman GN, Patel Y, Fleury A, Solomon E, He J.
J Endod. 2018. pii: S0099-2399(18) 30132-8. doi: 10.1016/j.joen.2018.02.019.

目的
BC sealerを用いたシングルポイント法での成功と失敗に及ぼす影響因子の同定と治療成績の評価．

材料および方法
4人の歯内療法専門医が在籍する個人医院において，2009～2015年の間にBC sealerを用いてシングルポイント法でイニシャルトリートメントおよび再治療を行った症例の予後を評価した．それらの予後は少なくとも1年以上を有する症例を調べたもので，後ろ向きコホート研究である．

結果
307名の患者からデータが得られた．経過観察期間は平均30.1カ月で，平均年齢は48歳，男性患者は41.4%（127/307），女性患者が58.6%（180/307），イニシャルトリートメントは76.5%（235/307），再治療が23.5%（72/307），臼歯症例が92.2%（283/307），前歯症例が7.8%（24/307）であった．

全体の成功率は90.9%（83.1%がHealed，7.8%がHealing）．イニシャルトリートメントは90.6%，再治療は91.7%の成功率で，両者間に有意差はなかった．術前の根尖病変の大きさ（5 mm以上と5 mm以下）では有意差がみられた．シーラーの溢出の有無に関しては成功率に有意差はみられなかった．術前に根尖病変を有している場合はシーラーの溢出頻度がさらに多くみられた．

考察
本研究は個人専門医院で行われ，大学よりもさらに難易度の高い症例を扱っているが，技術・知識・経験は学生よりも豊富であり，この点が結果にも影響しているとも考えられる．術前の根尖病変の大きさに関しては，以前からの報告とは異なり，本研究では5 mm以上の場合は明らかに低い成功率を示した．そのような症例は骨芽細胞の前駆細胞があまり存在せず，歯根嚢胞の可能性が高いことを示すのではないかと考えられる．9.1%の失敗症例では，クラックや垂直性歯根破折が重要な原因と考えられるが，シングルポイント法は過度のテーパーや過度の加圧を避けることができると言える．本研究ではコントロールがなく，特にBC sealerでの他の根管充填法との成功率を比較したものではない点が今後の課題である．

結論
BC sealerを用いたシングルポイント法での根管充填は90.9%の成功率を示し，術前に根尖病変が5 mm以上の場合はその予後に影響を及ぼす．シーラーの溢出は半分の症例でみられたが，治療成績に影響はない．今後，垂直加圧根管充填のような方法と比較した前向きケースコントロールスタディが提供されるであろう．

要約
BC sealerを用いたシングルポイント法は実用的な根管充填法である．

専門教育と臨床経験により治療法に違いはあるのか？

牛窪敏博

根管治療を行ううえで，術前検査を行って診断することは日常臨床で当たり前のことではあるが，検査にもエラーが出る可能性があり，歯科臨床は本当に難しいものである．術前の自発痛の有無または疼痛の既往を聴取し，それを参考に電気歯髄診，冷温診，温熱診の結果をもとに歯髄診断を行い，圧痛や打診痛などから根尖部周囲組織の診断を行う．ここまではあまりブレることはないが，診断が一致しても，治療方針はその歯科医師がこれまでに受けた教育と経験により少し異なる．

Bigrasら[1]は，各専門医（歯周病専門医，歯内療法専門医，補綴専門医，口腔外科専門医）と一般歯科医では，専門教育により治療方針に違いが出ると述べている．たとえば，深い齲蝕のみで根尖病変がなければ，根管治療を選択する各専門医や一般医は多いが，根尖病変がみられる再治療の症例では歯内療法専門医以外は根管治療を選択せずに抜歯とインプラント等の組み合わせを選択する専門医や一般医が多く，専門教育により治療の意思決定に変化が認められる．さらにDechouniotisら[2]は，臨床経験が豊富になると治療選択が絞られ，適切な時期に適切な治療を行う意思決定ができると述べている．またPagonisら[3]は，歯内療法学の教育を専門的に受けている学生と，すでに歯内療法専門医である歯科医師では，治療後の治癒期間や再治療の意思決定に関して明確にコンセプトの差がみられたと報告している．

これらはすべて海外からの報告であるが，このような現象はわが国でも起こっていると思われる．つまり，偏った学習や教育，そして治療に関する考え方が，同じ診断であっても治療方針に大きな影響を与える．抜歯をせずに救える症例であっても，担当した歯科医師によっては抜歯してブリッジやインプラント等の治療を行う可能性がある．われわれ歯科医師は，できる限り中立的に患者と接して説明すべきである．そして，患者利益を優先し，自己都合だけで治療方法を選択すべきではない．

文献

1) Bigras BR, Johnson BR, BeGole EA, Wenckus CS. Differences in clinical decision making: a comparison between specialists and general dentists. Oral Surg Oral Med Oral Pathol Oral Radiol Endod. 2008; 106: 139-144.
2) Dechouniotis G, Petridis XM, Georgopoulou MK. Influence of specialty training and experience on endodontic decision making. J Endod. 2010; 36: 1130-1134.
3) Pagonis TC, Fong CD, Hasselgren G. Retreatment decisions--a comparison between general practitioners and endodontic postgraduates. J Endod. 2000; 26: 240-241.

永久歯の生活歯髄保存療法

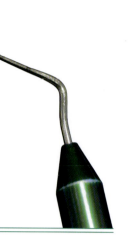

渡邉浩章 Hiroaki Watanabe　千葉県・ココロ南行徳歯科クリニック

　代表的なバイオセラミックマテリアルである"Mineral trioxide aggregate：MTA"セメントは1990年代初頭に開発された材料で，ProRoot MTA（デンツプライシロナ）として製品化された．本邦では，2007年に「覆髄材」として薬事承認がなされている．MTAセメントは高い生体適合性を有していることから，生活歯髄保存療法（Vital Pulp Therapy）において水酸化カルシウムに代わる覆髄材としてさまざまな研究がなされており，良好な結果を収めている．しかし，MTAセメントにも欠点は存在することから，それらを理解したうえで長所を最大限に利用できるように用いなければならない．MTAセメントは決して万能薬ではなく，あくまでも生体の治癒能力を最大限に引き出す材料の一つにしか過ぎないことを忘れてはならない．

　生活歯髄保存療法を成功へと導くためには，患歯の歯髄に対する診査・診断，症例の選択，無菌的環境下での治療，覆髄材の選択などさまざまな要因に対応していかなければならず，日々の臨床現場で頭を悩ませる治療法の一つかもしれない．しかし，歯髄を保存する意義は大きく，日常臨床において生活歯髄保存療法が適応と診断されるのであれば，積極的に歯髄の保存に努めていくべきである．

　そこで本章では，露髄を呈した歯に対するMTAセメントを用いた生活歯髄保存療法について，もう一つの覆髄材である水酸化カルシウムとの比較も交えながら解説していきたい．

覆髄材としてのMTAセメント

1. 水酸化カルシウムとの比較

　水酸化カルシウムは歯髄組織と接すると，その高いpHにより壊死層を形成し，高い組織誘導能を示して，覆髄材の下にデンティンブリッジの形成が起こる．水酸化カルシウムは覆髄材のゴールドスタンダードとして古くから研究・使用されているが，理想的な覆髄材とは言えず，①形成されたデンティンブリッジの多孔度，②象牙質への接着力，

③微小漏洩に対する長期的封鎖ができない，という3つの欠点を有することが報告されている[1,2]．

MTAセメントは，水酸化カルシウムに代わる覆髄材として広く使用されるようになり，直接覆髄または断髄の際に硬組織形成を誘発することがさまざまな文献で紹介されている[3～5]．さらに，MTAセメントには細胞接着誘導能があり，硬組織形成細胞への分化を促進する足場となりうることも報告されている[6,7]．

(1) 歯髄組織の反応

MTAセメントによる歯髄組織の反応過程は，水酸化カルシウムによるものと基本的に類似している．これはMTAセメントから徐放される水酸化カルシウムによるものとされ，水酸化カルシウムのカルシウムイオンがアルカリ環境を作り出し，抗菌性にも関与している[6,8]．しかし，MTAセメントと水酸化カルシウムではデンティンブリッジの形成に差異を認める．MTAセメントを用いた場合は，覆髄部における歯髄組織の炎症反応は低く，トンネル状の欠損が少なく均質で厚いデンティンブリッジの形成を認めている[10～13]．さらに，露髄部に壊死層は形成されないか，形成されてもわずかであり，デンティンブリッジが早期に形成されることが報告されている[14]．

(2) 操作環境

硬化型水酸化カルシウム製剤は覆髄面に血液や水分がない状態で行わなければならないのに対し，MTAセメントは硬化に水分を必要とすることから操作環境をつくることは比較的容易であるとの報告もある[15]．

2．MTAセメントを応用した場合のデンティンブリッジ

MTAセメントを用いて覆髄を行った場合，非炎症歯髄の細胞動態は細胞分裂・遊走・接着・分化の過程を経て，修復機転が働くとの報告がある[16]．MTAセメントによる直接覆髄を行い，経時的な修復過程を観察した研究では，露髄部の歯髄組織とMTAセメントとの界面に形成された壊死層に歯髄からの細胞が遊走・分化し，最終的にはデンティンブリッジが形成されたと報告している[15]．

*In vitro*におけるヒト歯髄間質細胞を用いたデンティンブリッジの形成過程とMTAセメントによる影響を調査した研究では，MTAセメントには細胞増殖を促進するだけでなく，象牙芽細胞様細胞への分化を誘導することが報告されている[17]．さらに，ヒト歯髄細胞を用いて水酸化カルシウム製剤とMTAセメントによる細胞増殖への影響を比較した報告では，MTAセメントのほうが細胞増殖に有利に働くとされている[18]．*In vivo*においては，硬化型水酸化カルシウム製剤もしくはMTAセメントを用いた直接覆髄時の歯髄応答を調査した報告[15]によれば，MTAセメント群では歯髄の炎症は少なく緻密なデンティンブリッジが形成されたが，水酸化カルシウム製剤群では歯髄の炎症を認め，トンネル状の欠損を生じたデンティンブリッジが形成された．MTAセメントのほうが結果が良好であった要因の一つとしてその封鎖性をあげており，微小漏洩を防止することで，歯髄の炎症を防いでいる可能性が考えられる．さらに，MTAセメントはリン酸イオン存在下で表層にアパタイト様の結晶を生成することより，生体適合性や封鎖性に寄与していると考えられる．

Case 1　MTAセメントを用いた直接覆髄

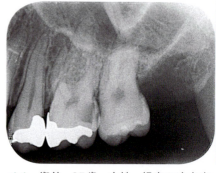
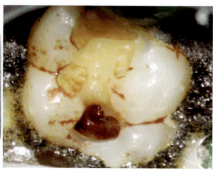
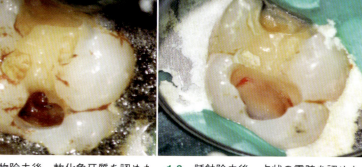

1-1　術前．25歳，女性．軽度の冷水痛を主訴に来院．|6に齲蝕を認める．自発痛（−），Cold（＋），Hot（＋），EPT（＋），打診痛（−），根尖部圧痛（−）

1-2　充填物除去後，軟化象牙質を認めた

1-3　齲蝕除去後，点状の露髄を認めた

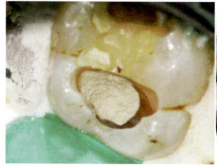
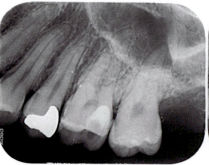

1-4　露髄面の止血を確認後，MTAセメントによる直接覆髄を行い，湿綿球を配置し，仮封

1-5　術直後

1-6　術後12カ月．自他覚症状はなく，歯髄の生活反応を認める

　　MTAセメントがデンティンブリッジを形成・誘導する生物学的なメカニズムはすべて解明されていないと思われるが，水酸化カルシウムと比較して封鎖性が高く，生体適合性およびデンティンブリッジの形成量と質に優れていることから，MTAセメントは第一選択の覆髄材と考えられるであろう．

MTAセメントを用いた生活歯髄保存療法

1．直接覆髄（Case 1）

　　直接覆髄は，歯髄が正常もしくは可逆性の状態で，窩洞形成中や外傷などにより偶発的に生じてしまった比較的範囲の小さい露髄面に対して行われる処置である．Baumeら[19]は，露出した歯髄組織に細菌が侵入しないような材料で露髄面を覆うことが大切であるとしている．また刺激物の除去，細菌感染のコントロール，覆髄材の生体適合性も重要な要素である[20]．

図1　露髄部に対する小綿球を用いた圧迫止血

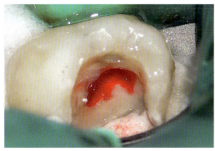
①露髄面より出血を認める

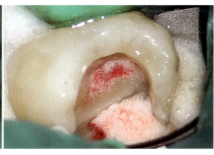
②低濃度（0.5％）の次亜塩素酸ナトリウム溶液を染み込ませた滅菌綿球を用いて圧迫止血．過度な圧迫は歯髄にダメージを与えかねないので，愛護的に操作を行う

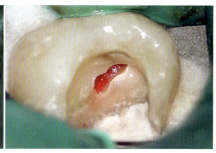
③止血操作完了後の露髄面

　MTAセメントを用いた覆髄には，さまざまな報告が存在する．水酸化カルシウムとの比較を行った報告では，MTAセメント群では歯髄の炎症がないかもしくは軽度であり，デンティンブリッジの形成を認めた．一方で，水酸化カルシウム群では一部の試料でデンティンブリッジの形成を認めず，歯髄に炎症所見も認められた[3, 14]．しかし，臨床的所見および組織学的状態に関しては2群間で有意差はみられなかったとする報告もある[5]．

　直接覆髄の成功率を比較したレビュー論文によると，覆髄材としてMTAセメントを用いた場合は78〜98％，水酸化カルシウムは59〜69％で，MTAセメントのほうが高かった[21]．直接覆髄においては，水酸化カルシウムよりもMTAセメントを用いたほうが効果的であると言えよう．

2. 直接覆髄の術式

(1) 前準備
　麻酔により除痛を図った後，ラバーダム防湿を行い，患歯を口腔内から隔離する．

(2) 術野の環境整備
　術野への唾液の侵入を防ぐために，筆者はオラシール（ウルトラデント）を用いてラバーダムと歯質の間を封鎖した後，患歯の清掃・消毒操作を行っている．

(3) 感染部分の処理
　齲蝕が存在する場合には，拡大・明視野下にて器具操作を行い，健全歯質の保全に努める．感染している軟化象牙質は，齲蝕検知液と低速のラウンドバーや鋭利なスプーンエキスカベータを用いて取り除き，感染源を処理する．

(4) 露髄面の消毒・止血操作
　低濃度の次亜塩素酸ナトリウム溶液または生理食塩水を用いて洗浄と止血操作を行う（図1）．止血後は，滅菌精製水を用いて洗浄し，エンドバキュームなどを用いて極力露髄面に触れずに余剰な水分を除去する．出血が続く場合には，歯髄が炎症状態になっている可能性も疑われることから，部分断髄や全部断髄に変更することも考慮しなくてはならない．

図2　MTA硬化後の綿球除去

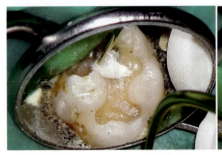
①綿球は矢尻状の器具で引っ掛けて除去していく

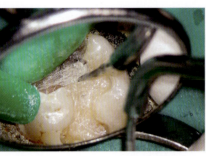
②除去後，MTAセメントの表面に残った綿球の繊維は超音波装置を用いて除去していく

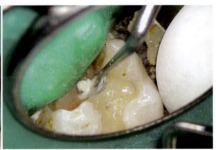
③繊維の除去が終えたら，MTAセメントの硬化確認を行う

（5）覆髄操作

　露髄面と周囲の健全歯質の一部も含めて覆髄を行う．MTAセメントの維持のためには厚みが必要になるが，その際，歯髄内に押し込み過ぎないように注意する．2回法にて行う際には，MTAセメントを硬化させるための湿綿球を配置するスペースと仮封材の充填スペースを確保しておかなければならない．髄角が高い位置に存在し，その部分を覆髄する場合にはスペース確保に注意が必要である．

（6）修復処置

　次回来院時には，ラバーダム防湿下にてMTAセメントの硬化確認を行い，最終修復処置を行う．硬化の確認を行う際には，MTAセメント表面に綿球の繊維が残っていないかも確認し，繊維が絡み付いているようであれば慎重に除去する（図2）．

3．断髄（Case 2）

　断髄は歯髄を切断する範囲により，部分断髄（Partial Pulpotomy）と全部断髄（Full Pulpotomy）に分けられる．部分断髄は露髄面から2mm程度を切断し，全部断髄の場合は複根歯では根管口部，単根歯ではCEJ（セメント-エナメル境）までを切断する．

　予後を評価した報告では，齲蝕に罹患した第一大臼歯に対して，MTAセメントを用いた部分断髄後，被覆冠にて補綴を行ったところ，2年後において約8割の歯が生活反応を示し，臨床的に問題は認められなかったとしている[22]．不可逆性歯髄疾患の臨床的徴候を示す永久歯に対してMTAセメントを用いて断髄を行った報告では，平均期間は19.7カ月と短いものの，持続的な歯髄疾患の兆候を示したものは19歯中1歯だけであったとの報告もある[23]．

　永久歯への部分断髄における成功率は，MTAセメントで95.2～99.8%[22, 24]，水酸化カルシウムで91～100%[25, 26]であった．同様に全部断髄における成功率は，MTAセメントで90～100%[27]，水酸化カルシウムで87.5～100%[28, 29]であった．

4．断髄の術式

（1）前準備から感染部分の処理

　直接覆髄と同様である．

Case 2　MTAセメントを用いた断髄症例

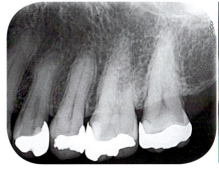
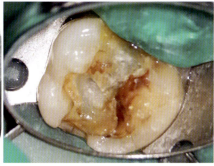

2-1　術前．27歳，男性．冷水痛を主訴に来院．7 に齲蝕を認める．自発痛（−），Cold（＋），Hot（＋），EPT（＋），打診痛（−），根尖部圧痛（−）
2-2　充填物下に軟化象牙質を認めた

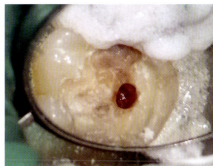
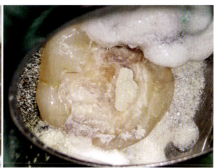

2-3　齲蝕を除去したが，露髄部周囲にはまだ感染歯質を認める
2-4　感染歯質を除去した段階では止血ができず，露髄部から約2mmを断髄．その後，止血が確認できたので，MTAセメントを充填し，湿綿球を配置し，仮封を行った

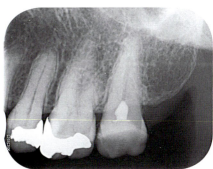
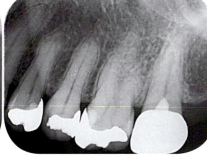
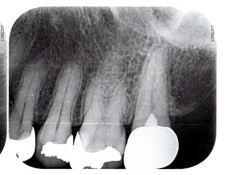

2-5　術直後　　2-6，2-7　術後12カ月と24カ月．自他覚症状はなく，歯髄の生活反応を認めた

（2）歯髄の切断操作

部分断髄では，滅菌されたバーと高速ハンドピースを用いて露髄面から歯髄を約2mm切断する．全部断髄は歯冠部の歯髄を除去するため，複根歯では根管口部までを，単根歯ではCEJの高さまでを切断する．

（3）切断面の消毒・止血操作

低濃度の次亜塩素酸ナトリウム溶液または生理食塩水を用いて洗浄と止血操作を行うが，その際，歯髄に洗浄圧がかからないように注意する．滅菌小綿球で圧迫止血する際にも歯髄に圧力をかけすぎないように細心の注意を払う．止血後は滅菌精製水で洗浄し，エンドバキュームなどを用いて露髄面に極力触れないように余剰な水分を除去する．

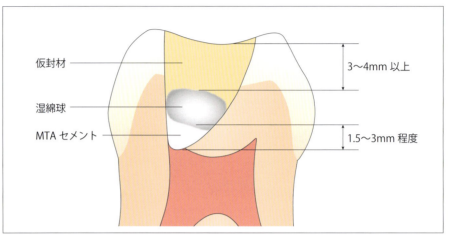

図3 MTAセメントが硬化するまでの間に必要なスペース

なお，止血操作を行っても出血が続く場合には，さらなる断髄か，抜髄を選択する必要がある．

(4) 覆髄操作

基本的には直接覆髄と同じであるが，歯髄の露出面積が大きいので，外力や圧力によりMTAセメントが歯髄内に向かわないように，健全歯質部分にもMTAセメントを充填し機械的な維持を求める．1回法にて処置を終わらせる方法もあるが，2回法で行ったほうがMTAセメントの硬化を確認できるので確実である．

(7) 修復処置

次回来院時には，ラバーダム防湿下にてMTAセメントの硬化を確認し，最終修復処置を行う．直接覆髄と同様に，硬化したMTAセメント上に綿球の繊維が残っていないかも確認する．

MTAセメントを臨床応用する際の注意点

1. 歯質の変色

MTAセメントにより歯質が変色することが報告されている[30]．MTAセメントには造影性を付与するために酸化ビスマスが添加されているが，可視光線や紫外線下にて金属ビスマスおよび酸素に分解され，暗色を呈するようになる[31]．また，次亜塩素酸ナトリウム[32]や血液[33]との接触によっても変色を引き起こす可能性が指摘されている．

外傷歯の好発部位として前歯部があげられるが，その覆髄にMTAセメントを用いる場合には処置後の審美障害に注意を払う必要がある．全部被覆冠にて補綴するのであれば変色をある程度隠すこともできるが，コンポジットレジンのような充填物で終了する場合には周囲の歯質の変色に注意しなければならない．審美領域では歯冠部の変色も考慮に入れたうえで覆髄材を選択しなければならず，硬化型水酸化カルシウム製剤を用いて対応するのも一つの方法である．

2. 硬化までの対応

　MTAセメントが他の歯科用材料と大きく異なる点は，硬化に水分と時間が必要なことであろう．MTAセメントは1.5～3 mm程度の厚みが必要とされており，加えて硬化までの間は，湿綿球を静置するためのスペース，処置後の細菌侵入を防ぐための仮封材の厚みも適切に設ける必要がある（**図3**）．したがって，前歯部などでスペースを確保することが困難な場合には，硬化型水酸化カルシウム製剤で対応することも治療オプションとして考慮する必要がある．

まとめ

　生活歯髄保存療法にMTAセメントを用いることは，材料のもつ特性からも非常に有効である．しかし，どんなに優れた材料を用いたとしても，歯内療法の基本とされている無菌的環境下における器具操作を念頭において治療を行わなければならない．冒頭でも述べたが，MTAセメントなどのバイオセラミックマテリアルは材料の一つにしか過ぎない．今後もさまざまなバイオセラミックマテリアルが登場すると思われるが，インフェクションコントロールが大前提として存在し，それを踏まえたうえで用いることが最善の策であり，その長所を最大限に引き出すことができると考える．

　MTAセメントを用いた生活歯髄保存療法の成功率は高いことから，積極的に生活歯髄保存療法を行い，患者の歯髄を保存し機能させ続けることができれば，患者利益は大きく，価値のあることであろう．

文　献

1) Cox CF, Subay RK, Ostro E, Suzuki S, Suzuki SH. Tunnel defects in dentin bridges: their formation following direct pulp capping. Oper Dent. 1996; 21: 4-11.
2) Holland R, Filho JA, de Souza V, Nery MJ, Bernabe PF, Junior ED. Mineral trioxide aggregate repair of lateral root perforations. J Endod. 2001; 27: 281-284.
3) Ford TR, Torabinejad M, Abedi HR, Bakland LK, Kariyawasam SP. Using mineral trioxide aggregate as a pulp-capping material. J Am Dent Assoc. 1996; 127: 1491-1494.
4) Tziafas D, Pantelidou O, Alvanou A, Belibasakis G, Papadimitriou S. The dentinogenic effect of mineral trioxide aggregate (MTA) in short-term capping experiments. Int Endod J. 2002; 35: 245-254.
5) Iwamoto CE, Adachi E, Pameijer CH, Barnes D, Romberg EE, Jefferies S. Clinical and histological evaluation of white ProRoot MTA in direct pulp capping. Am J Dent. 2006; 19: 85-90.
6) Camilleri J, Pitt Ford TR. Mineral trioxide aggregate: a review of the constituents and biological properties of the material. Int Endod J. 2006; 39: 747-754.
7) Camilleri J. Characterization of hydration products of mineral trioxide aggregate. Int Endod J. 2008; 41: 408-417.
8) Roberts HW, Toth JM, Berzins DW, Charlton DG. Mineral trioxide aggregate material use in endodontic treatment: a review of the literature. Dent Mater. 2008; 24: 149-164.
9) Torabinejad M, Chivian N. Clinical applications of mineral trioxide aggregate. J Endod. 1999; 25: 197-205.
10) Witherspoon DE. Vital pulp therapy with new materials: new directions and treatment perspectives − permanent teeth. J Endod. 2008; 34: S25-28.
11) Tecles O, Laurent P, Aubut V, About I. Human tooth culture: a study model for reparative dentinogenesis and direct pulp capping materials biocompatibility. J Biomed Mater Res B Appl Biomater. 2008; 85: 180-187.
12) Faraco IM Jr, Holland R. Response of the pulp of dogs to capping with mineral trioxide aggregate or a calcium hydroxide cement. Dent Traumatol. 2001; 17: 163-166.
13) Chacko V, Kurikose S. Human pulpal response to mineral trioxide aggregate (MTA): a histologic study. J Clin

Pediatr Dent. 2006; 30: 203-209.

14) Nair PN, Duncan HF, Pitt Ford TR, Luder HU. Histological, ultrastructural and quantitative investigations on the response of healthy human pulps to experimental capping with Mineral Trioxide Aggregate: a randomized controlled trial. 2008. Int Endod J. 2009; 42: 422-444.

15) Nair PN, Duncan HF, Pitt Ford TR, Luder HU. Histological, ultrastructural and quantitative investigations on the response of healthy human pulps to experimental capping with mineral trioxide aggregate: a randomized controlled trial. Int Endod J. 2008; 41: 128-150.

16) Hargreaves KM, Goodis HE. Seltzer and Bender's Dental Pulp. Quintessence Publishing. 2002.

17) Paranjpe A, Zhang H, Johnson JD. Effects of mineral trioxide aggregate on human dental pulp cells after pulp-capping procedures. J Endod. 2010; 36: 1042-1047.

18) Takita T, Hayashi M, Takeichi O, Ogiso B, Suzuki N, Otsuka K, Ito K. Effect of mineral trioxide aggregate on proliferation of cultured human dental pulp cells. Int Endod J. 2006; 39: 415-422.

19) Baume LJ, Holz J. Long term clinical assessment of direct pulp capping. Int Dent J. 1981; 31: 251-260.

20) Schroder U. Effects of calcium hydroxide-containing pulp-capping agents on pulp cell migration, proliferation, and differentiation. J Dent Res. 1985; 64: 541-548.

21) Aguilar P, Linsuwanont P. Vital pulp therapy in vital permanent teeth with cariously exposed pulp: a systematic review. J Endod. 2011; 37: 581-587.

22) Barrieshi-Nusair KM, Qudeimat MA. A prospective clinical study of mineral trioxide aggregate for partial pulpotomy in cariously exposed permanent teeth. J Endod. 2006; 32: 731-735.

23) Witherspoon DE, Small JC, Harris GZ. Mineral trioxide aggregate pulpotomies: a case series outcomes assessment. J Am Dent Assoc. 2006; 137: 610-618.

24) Chailertvanitkul P, Paphangkorakit J, Sooksantisakoonchai N, Pumas N, Pairojamornyoot W, Leela-Apiradee N, Abbott PV. Randomized control trial comparing calcium hydroxide and mineral trioxide aggregate for partial pulpotomies in cariously exposed pulps of permanent molars. Int Endod J. 2014; 47: 835-842.

25) Mejare I, Cvek M. Partial pulpotomy in young permanent teeth with deep carious lesions. Endod Dent Traumatol. 1993; 9: 238-242.

26) Nosrat IV, Nosrat CA. Reparative hard tissue formation following calcium hydroxide application after partial pulpotomy in cariously exposed pulps of permanent teeth. Int Endod J. 1998; 31: 221-226.

27) Barngkgei IH, Halboub ES, Alboni RS. Pulpotomy of symptomatic permanent teeth with carious exposure using mineral trioxide aggregate. Iran Endod J. 2013; 8: 65-68.

28) Caliskan MK. Pulpotomy of carious vital teeth with periapical involvement. Int Endod J. 1995; 28: 172-176.

29) DeRosa TA. A retrospective evaluation of pulpotomy as an alternative to extraction. Gen Dent. 2006; 54: 37-40.

30) Marconyak LJ Jr, Kirkpatrick TC, Roberts HW, Roberts MD, Aparicio A, Himel VT, Sabey KA. A comparison of coronal tooth discoloration elicited by various endodontic reparative materials. J Endod. 2016; 42: 470-473.

31) Valles M, Mercade M, Duran-Sindreu F, Bourdelande JL, Roig M. Influence of light and oxygen on the color stability of five calcium silicate-based materials. J Endod. 2013; 39: 525-528.

32) Camilleri J. Color stability of white mineral trioxide aggregate in contact with hypochlorite solution. J Endod. 2014; 40: 436-440.

33) Felman D, Parashos P. Coronal tooth discoloration and white mineral trioxide aggregate. J Endod. 2013; 39: 484-487.

MTAセメント，水酸化カルシウムを用いた直接覆髄の治療結果

Mineral trioxide aggregate or calcium hydroxide direct pulp capping : an analysis of the clinical treatment outcome.
Mente J, Geletneky B, Ohle M, Koch MJ, Friedrich Ding PG, Wolff D, Dreyhaupt J, Martin N, Staehle HJ, Pfefferle T.
J Endod. 2010 ; 36 : 806-813.

◉ 目的
MTAセメントもしくは非硬化型水酸化カルシウムを用いた直接覆髄における治療結果を長期的に評価すること．

◉ 方法
直接覆髄を受けた149人（167歯）を対象とし，治療はラバーダム防湿下で行われ，齲蝕の除去には低速回転のバーを用いた．5分未満で歯髄の止血ができた場合は可逆的な炎症と考え，MTAセメントまたは非硬化型水酸化カルシウムにて直接覆髄を行った．覆髄後は，レジン添加グラスアイオノマーセメントで封鎖を行い，最終修復はコンポジットレジンもしくは全部被覆冠にて行われた．経過観察は治療後12～80カ月の異なる間隔で実施され，臨床検査およびX線検査の所見をもとに評価した．

◉ 結果
リコールに応じたのは108人（122歯）で，リコール率は72.5％であった．122歯のうち，86歯（70％）が成功，36歯（30％）が失敗と判断された（図A）．失敗の内訳は，根管治療が22歯（MTAセメント；10歯，水酸化カルシウム；12歯），抜歯が5歯（すべて水酸化カルシウム），歯髄壊死が5歯（MTAセメント；2歯，水酸化カルシウム；3歯），根尖部透過像が4歯（MTAセメント；2歯，水酸化カルシウム；2歯）であった．また，水酸化カルシウム群では経時的に成功率が減少していた（図B）．予後に影響を及ぼす因子としては，水酸化カルシウム群においては最終修復物装着までの時間であったが，MTAセメント群では認められなかった．

◉ 結論
直接覆髄において，MTAセメントは水酸化カルシウムよりも長期的に歯髄の生活力を維持するのに効果的である．

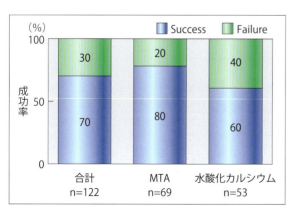

図A　全体的な成功率

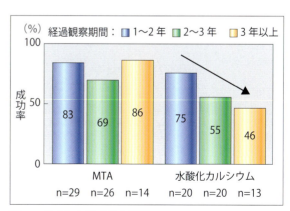

図B　成功率の経時的な推移

根未完成歯への応用

神戸　良　Ryo Kambe　京都府・良デンタルクリニック

　根尖開放歯の歯内療法のなかでも，歯根の成長が完了した後に後天的な理由（歯根吸収，医原的な問題）で歯根が破壊された場合と，歯根の発育が完了する前の根未完成歯の場合とでは望まれる臨床のゴールに違いがある．根未完成歯であれば，歯内療法を行った後，ただ単に根尖部の閉鎖を促すだけでなく，できることであれば歯根の成長を促し，歯根の長さと厚みを確保することが臨床のゴールとして望まれる．そのような治療法を選択できれば，その歯が長期にわたって口腔内で維持・機能することができ，患者のQOLにおいても重要な意味をなすことであろう．

根未完成歯の治療法

　現時点で根未完成歯の治療法の選択肢としては，①Apexogenesis（アペキソゲネーシス），②Apexification（アペキシフィケーション），③Revascularization（リバスクラリゼーション）があげられる．

Apexogenesis

1. Apexogenesisとは

　アメリカ歯内療法学会（AAE）の『Glossary of Endodontic Terms 2016』によると，Apexogenesisとは「根尖の生理学的な発育と形成を促進するための生活歯髄保存療法」とされている[1]．つまり，生活歯で根尖が未完成の幼若永久歯において，外傷や齲蝕などにより露髄をきたした場合に，生理学的な根尖の発育によって根尖を閉鎖させる治療法であり，Apexogenesisの治癒は歯髄由来の細胞によるものである．このことは歯根の長さと厚みを獲得できることを意味しており，根未完成歯の歯内療法を行ううえで理想的な治癒形態と言える．

2. Apexogenesisに用いる覆髄材

　Apexogenesisの覆髄材には，古くから水酸化カルシウムが用いられてきたが，水酸化カルシウムよりも生物学的に有利な治癒を導けることから，近年ではMTAセメントが注目されている．MTAセメントを覆髄材として用いることで，その高い封鎖性と生体適合性により，水酸化カルシウムと比較して良好な予後を少ない治療回数で達成できると言われている．

　歯髄切断面に水酸化カルシウムやMTAセメントを覆髄材として用いた場合，デンティンブリッジ（第三象牙質）が形成されるが，MTAセメントを用いた場合はデンティンブリッジの質と厚みが良好であったとされている[2]．しかし，MTAセメントを用いたとしてもデンティンブリッジは多孔性で，言わば瘢痕組織のようなものであり，細菌侵入のバリアとなることを補償するものではない．したがって，覆髄材のもつ封鎖性がその後の細菌感染を阻止するためには重要な因子となり，覆髄材に封鎖性の良いマテリアルを用いることが有効であると考えられる．ちなみに，デンティンブリッジの形成に必要なカルシウムは，覆髄材によるものではなく，歯髄の血液由来のものとされている[3]．また，露髄面は完全な乾燥状態を得ることが不可能なことから，MTAセメントの硬化反応が水和反応であることも覆髄材として大きなアドバンテージとなる．つまり，優れた生体適合性と封鎖性を有し，水和反応によって硬化するMTAセメントをApexogenesisに用いることは有効であろう．

3. Apexogenesisを成功させるための要件

　歯髄由来の細胞による治癒であるApexogenesisを成功させるための要件は，術中・術後の感染のコントロールである．術中の感染のコントロールとは，無菌的な環境下で無菌的な器具を用いて，歯髄に炎症を引き起こした原因を排除することである．術後の感染のコントロールとは，覆髄材や修復物によって厳密に封鎖し，歯髄に炎症を引き起こす原因となるようなものが歯髄に侵入するのを防ぐことである．ApexogenesisにMTAセメントを用いる利点は，その優れた封鎖性によって術後の感染のコントロールに寄与しているからとも言えるであろう（**Case 1**）．

Apexification

1. Apexificationとは

　AAEの『Glossary of Endodontic Terms 2016』によると，Apexificationとは「根尖開放歯において根尖部に石灰化を誘導する方法，もしくは歯髄壊死を伴う根未完成歯において根尖部の発達を促す術式」とされている[1]．つまり，根尖が一度完成した後に後天的に根尖が破壊もしくは吸収された失活歯（Chapter 3参照）や，根尖が未完成の状態で失活した幼若永久歯に対して，硬組織で根尖を閉鎖させる治療法で，歯根膜由来の治癒形態である．

Case 1 Apexogenesis

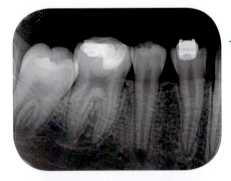

1-1 初診時．9歳，男子．患歯は⑤．矯正医に中心結節の破折を指摘され，紹介受診．打診痛（＋），根尖部圧痛（−），Hot（＋），Cold（＋），EPT（−）．根尖未完成歯である
歯髄の診断：可逆性歯髄炎，根尖周囲組織の診断：正常
治療方針：Apexogenesis
治療の実際：麻酔下で中心結節の破折部から髄腔内にアクセス窩洞形成を行った．歯冠部歯髄を除去した時点で止血が可能であり，MTAセメントにてApexogenesisを行った．後日，MTAセメントの硬化を確認後，コンポジットレジンを用いてアクセス窩洞の充填を行った

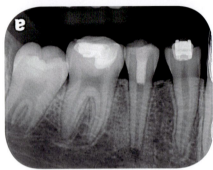 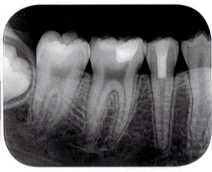

1-2 治療終了時
1-3 術後3年．症状はなく，歯髄検査においてもすべて正常．正常な歯根の発育による根尖の閉鎖を認める

2．水酸化カルシウムを用いたApexification

　術式としては，古くから水酸化カルシウムを長期間作用させる方法が用いられてきた[4]．1966年にFrank[5]は，失活した根未完成歯に水酸化カルシウムとcamphorate p-chlorophenolによる糊剤根管充填を行い，根尖部の硬組織の閉鎖を確認した後，ガッタパーチャによる側方加圧根管充填を行う方法を報告している．1971年にSteinerら[6]は，アカゲザルの失活した根未完成歯に水酸化カルシウムを糊剤根管充填したところ，X線検査で根尖孔が閉塞した部位は病理組織検査によりセメント質であったことを報告しており，この文献で初めてApexificationという用語が用いられたとされている．

　水酸化カルシウムを用いたApexificationは長らく失活した根未完成歯におけるゴールドスタンダードな治療法として用いられてきたが，この治療法の欠点として，①治療期間が6～24カ月と長期にわたること，②治療が長期にわたることから再感染のリスクが増すこと，③患者のコンプライアンスの維持が困難であること，④治療回数が多いこと，⑤誘導された硬組織（セメント質）が多孔性であること，⑥水酸化カルシウムを長期に作用させるため象牙質の強度が低下すること，などがあげられる．

　水酸化カルシウムを長期間貼薬することによる象牙質の強度の低下については，Andreasenら[7]によるヒツジの根未完成歯を用いた実験で，破折抵抗が1年間で50％以下

に減じたことが報告されており，水酸化カルシウムを長期間にわたって根管内に作用させることは歯根破折のリスクを高める可能性があることを示唆している．しかし，Yassenら[8]の水酸化カルシウムの長期間貼薬と歯根破折に関するシステマティックレビューでは，*in vitro*の研究で5週間以上の貼薬で歯根象牙質の機械的強度の低下を示したものの，歯根破折との直接的な関係を示す臨床研究はないとしている．また，1カ月以内の貼薬が歯根象牙質の機械的強度を減じさせるという決定的なデータはないとしている．したがって，現時点では水酸化カルシウムの長期間貼薬によって懸念される歯根象牙質の機械的強度低下に伴う歯根破折は，臨床的にはまだ実証されていないが，*in vitro*の研究では象牙質の機械的強度の低下を示すことが多数報告されていることから，臨床的にもリスクがあるものと考えられる．

3. MTAセメントを用いたApexification

水酸化カルシウムを用いたApexificationの欠点を補う方法として，Shabahangら[9]によりMTAセメントを用いたApexificationが報告された．MTAセメントを用いる利点としては，①治療完了までの期間と通院回数の減少，②良好な封鎖性が得られること，③硬組織誘導能が優れていることから形成されるセメント質の性質が水酸化カルシウムを用いた場合と比較して良好であること，④生体適合性に優れていること，⑤MTAセメントは湿潤下でも硬化することなどがあげられる．

術式としては，根管内の機械的拡大と根管洗浄によるデブライドメント（場合によっては根管貼薬）を行い，Ni-Ti製のプラガーを用いて根尖部にMTAセメントを3～4mm充填する．前歯部においては，MTAセメントにより歯質の変色をきたす可能性があるので，根管上部はガッタパーチャやコンポジットレジンで充填する（**Case 2**）．Simonら[10]は，前向き研究においてMTAセメントを用いたApexificationの成功率が81％であったことを報告し，予測可能な術式であるとしている．

ApexogenesisとApexificationの共通点と相違点

根未完成歯の治療法としては前述した方法があげられるが，いずれの治療法も常に根尖性歯周炎の原因を念頭に置いたものでなければならない．根尖性歯周炎の原因は細菌感染である[11]．根未完成歯の歯内療法において最も重要な要因は，根尖の封鎖にMTAセメントを用いることではなく，確実な根管内の細菌感染の除去と適切な根尖部の封鎖という2つが達成されることである．根尖部を封鎖するために生体適合性と封鎖性に優れたMTAセメントを用いることは現時点において最適であると考えられるが，根尖性歯周炎の問題解決である細菌感染の排除が達成されていない時点で，いかに優れたマテリアルを使用しても意味のないことである．いずれにしてもApexogenesisとApexificationの目的は両者とも，根尖開放歯に対する根尖の閉鎖である．

両者の違いは前述したように，治癒形態がApexificationは歯根膜由来の細胞であるのに対して，Apexogenesisは歯髄由来の細胞によるものであり，これによって歯根の長さと厚みを獲得できるか否かが異なってくる．つまり，Apexogenesisは生理学的な歯根の

Case 2 Apexification

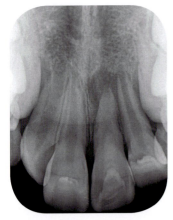

2-1 初診時．10歳，女子．患歯は|1．3カ月前に外傷で完全脱臼していたが，かかりつけ医で整復を行い，歯内療法を介入するも歯肉の腫脹が改善しないとのことで紹介受診．X線写真にて根尖透過像と歯根の炎症性吸収を認める．打診痛（＋），根尖部圧痛（＋），EPT（−），Hot（−），Cold（−）
歯髄の診断：歯髄壊死，根尖周囲組織の診断：症状のある根尖性歯周炎
治療方針：Apexification
治療の実際：歯冠側からの漏洩を防止し，術中の防湿を確実に行うという観点からコンポジットレジン充填をやり直した後，歯内療法を介入．超音波による洗浄（NaOCl，EDTA）を行った．水酸化カルシウムを1週間貼薬後，歯肉腫脹と打診痛の消失を確認し，MTAセメントを根管内に充填した．MTAセメントの上には湿綿球を設置し，水硬性セメントを用いて仮封を行った．後日，MTAセメントの硬化を確認した後，コンポジットレジンを用いてアクセス窩洞の充填を行った（なお，|2はMTAセメントを用いた部分断髄によるApexogenesisを行った）

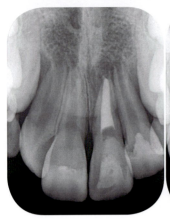 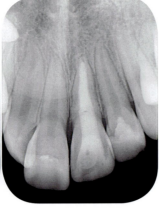

2-2 治療終了時
2-3 術後2年．症状はなく，根尖透過像の消失と歯根膜腔の連続性および根尖の閉鎖を認める．炎症性吸収も停止している．1|と比較すると，|1の歯根長は若干短く，歯根長と歯根の厚みの増大は認められない．歯根膜由来の細胞による治癒形態であるApexificationが起きたと考えられる（|2はApexogenesisが起き，歯根の成長を認める）

成長と発育が期待できるため，歯根の長さと厚みを獲得することができるが，Apexificationは治療時点以上の歯根の発育は望めず，硬組織による根尖の閉鎖しか望めないということである．

Revascularization

1. Revascularizationとは

MTAセメントを用いたApexificationの登場により，治療期間が短縮し，また歯根象牙質の機械的強度を減弱させずに根尖部を閉鎖することに成功した．しかし，MTAセメントを用いてApexificationを行ったとしても歯根の長さと厚みが増すことはないため，依然として薄い歯根象牙質であることから，歯根破折のリスクが懸念される．このような背景を踏まえ，近年，失活した根未完成歯に対して歯根の長さと厚みを増すことができる可能性のある治療法としてRevascularizationが注目を集めている．

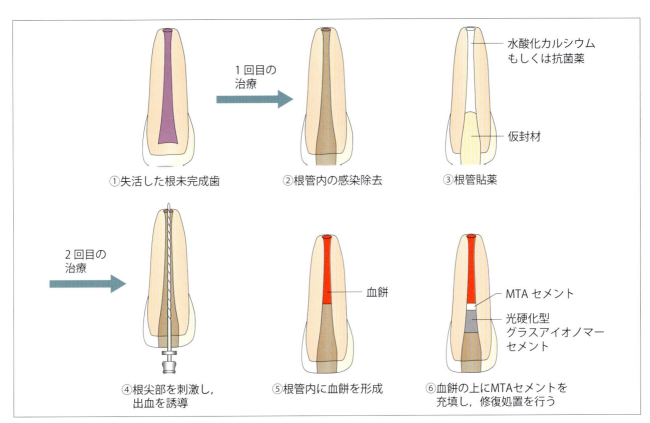

図1 Revascularizationの治療の流れ

　Iwayaら[12]は，Revascularizationの臨床症例を最初に報告した．その症例では13歳の5|の根尖性歯周炎に歯内療法を行った際，複数回にわたりNaOCl（次亜塩素酸ナトリウム）とH$_2$O$_2$で根管洗浄を行った後，空虚となった根管内に抗菌薬を根管貼薬したところ，歯根長と歯根の厚みが増した状態で根尖の閉鎖が生じたことを発表した．

　AAEの『Glossary of Endodontic Terms 2016』によると，Revascularizationとは「血液供給による修復」とされ[1]，再生歯内療法（Regenerative Endodontics）として注目を集めている．

2. Revascularizationの術式

　Revascularizationの具体的な術式を以下に示す（図1）．

（1）1回目の治療

①浸潤麻酔を行い，ラバーダム防湿下で髄腔開拡を行う．

②20 mlの1.5% NaOClで根管洗浄を5分間行う．根尖部周囲組織へのNaOClの溢出を防ぐため，根管洗浄に用いるニードルは先端が横穴式のものを使用する．続いて，20 mlの生理食塩水もしくはEDTAで根管洗浄を5分間行い，Stem Cellへの毒性を最小限のものとする．

③滅菌ペーパーポイントにて根管内を乾燥させる．

④水酸化カルシウムもしくは低濃度の抗菌薬（Triple Antibiotic Paste：シプロフロキサシン，ミノサイクリン，メトロニダゾール）をシリンジにて充填し，根管貼薬を行う．Triple Antibiotic Pasteを用いる場合は，歯の変色の可能性を最小限にとどめるためにCEJ（セメント-エナメル境）直下までの貼薬とする．

⑤3〜4 mm程度の仮封材の厚みを確保した水硬性セメント，レジン強化型グラスアイオノマーセメント，グラスアイオノマーセメントなどを用いて仮封する．次回来院は1〜4週間後とする．

(2) 2回目の治療

①1回目の治療後に症状が認められる場合や，持続した感染を疑う場合は，さらなる抗菌薬を用いた治療もしくは他の抗菌薬の使用を考慮する．

②症状がなければ血管収縮剤を含有しない局所麻酔薬（3％メピバカイン：スキャンドネスト，日本歯科薬品）にて浸潤麻酔後，ラバーダム防湿を行う．

③20 mlの17％EDTAで根管洗浄を行う．

④滅菌ペーパーポイントにて根管内を乾燥させる．

⑤ファイルなどで根尖部を刺激して出血を誘導し，血餅をCEJ付近まで形成させる．

⑥血餅の上にMTAセメントを充填する．この際に必要があれば血餅の上に吸収性マトリックス（CollaPlug, Collacote, CollaTape）などを使用する．

⑦光硬化型グラスアイオノマーセメントを3〜4 mmの厚さで充填する．

なお，⑦についてはMTAセメントの上に湿綿球を置き，MTAセメントの硬化後にリエントリーしてコンポジットレジンで修復する術式もあるが，本稿ではAAEのプロトコールに則って記載した．

2．Revascularizationによる成功の要点と治癒形態

Revascularizationの成功の要点として，①根管の感染除去（NaOCl，EDTA，3種類の抗菌薬），②新生組織のためのマトリックス供給（血餅），③再感染防止のために質の高い歯冠側の封鎖（MTAセメント，確実な歯冠修復）があげられる．しかし，動物の根未完成歯を用いた実験では，血餅の上にMTAセメントや水酸化カルシウムを用いてRevascularizationを行い，髄腔内に新たに生じた組織を観察したところ，髄腔内に形成された硬組織は正常な細管構造をもつ象牙質ではなく，骨様硬組織であったことが報告されている[13〜17]．そして，MTAセメントを用いたほうが硬組織の形成がより歯冠側まで形成されていたという報告もある[18]．Revasucularizationによって生じる硬組織は正常な歯の発育で形成される硬組織とは異なるものの，血餅が硬組織を作り出すことが示されている．このことはRevascularizationが失活した根未完成歯の治療を行ううえで，Apexificationの欠点を補う治療法となり得る可能性を示唆している．

まとめ

ApexogenesisもApexificationも根尖性歯周炎の原因である細菌感染を取り除き，細菌の侵入を長期にわたって防ぐことができれば予知性の高い治療法である．両者の治療と

Case 3 Apexificationを試みたが，術中判断でApexogenesisを行った症例

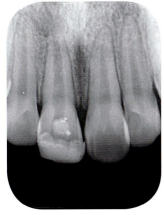

3-1 初診時．12歳，男子．患歯は1|．3年前に外傷による歯冠破折にて治療を受けた．健診時にX線写真を撮影した際，かかりつけ医に根尖部の異常を指摘されて紹介受診．打診痛（＋），根尖部圧痛（＋），EPT（－），Hot（－），Cold（－）．X線写真にて根尖透過像と根尖の開放を認める
歯髄の診断：歯髄壊死，根尖周囲組織の診断：症状のある根尖性歯周炎
治療方針：Apexification
治療の実際：歯冠側からの漏洩を防止し，術中の防湿を確実に行うという観点からコンポジットレジン充填をやり直した後，歯内療法を介入．根尖付近より歯冠側で出血を認める組織を確認．Apexificationを予定していたが，術中にApexogenesisに変更．超音波による洗浄（NaOCl, EDTA）を行った．止血を確認後，MTAセメントを根管内に充填し，その上に湿綿球を設置し，水硬性セメントを用いて仮封．後日，MTAセメントの硬化を確認した後，コンポジットレジンを用いてアクセス窩洞の充填を行った

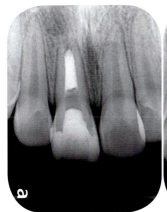 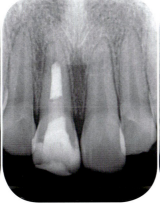 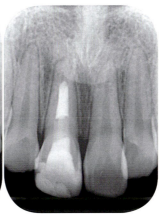

3-2 治療終了時

3-3 術後1年．症状はなく，根尖透過像の消失と歯根の発育による根尖の閉鎖を認める．歯髄腔が存在していることに注目

3-4 術後2年．症状はない．術後1年時に観察された歯髄腔が不明瞭となった．石灰化が進み，歯根の閉塞が認められる．術前の歯髄診断から歯根膜由来の細胞によるApexificationを行おうとしたが，実際には歯髄由来の細胞による治癒形態のApexogenesisが起きたと考えられる

も用いるマテリアルが治癒の要因になるのではなく，確実な細菌感染の除去ができるかが治癒へと導く要因である[5]．細菌感染を取り除いた後，初めて細菌の侵入を防ぐ確実な封鎖性という点で選択するマテリアルの性能が遺憾なく発揮されるのである．

　水酸化カルシウムを用いた場合のApexogenesis, Apexificationの術式は確立されており，感染除去がなされていれば予知性をもって選択できる治療法である．さらに，高い生体適合性と優れた封鎖性をもつMTAセメントを用いれば，より高い予知性を得られる可能性が高い．しかし，実際の臨床を行ううえではどこまでが生活歯髄で，どこからが失活歯髄であるかを術前に診断することは困難である．つまり，歯髄は硬組織に囲まれた場所に存在するという特殊性から，術前に直接歯髄の状態を診断することができない．すなわち，現時点では臨床的には直接的に歯髄の病態を非破壊的に把握する術がな

いことが，歯髄診断を困難にしていると言っても過言ではないであろう．それがゆえに術前の歯髄診断と術中の歯髄所見が異なることがある．特に根未完成の幼若永久歯は根尖孔が広く開いているため，根尖周囲組織と広範囲で交通しており，根尖病変があったとしても歯髄の一部と根尖部乳頭（apical papilla）が生存している可能性があるという仮説も報告されている[19]．そのため，Apexificationの術中に生存している根管内の組織に遭遇した場合，処置を切り替えなければならないこともある．つまり，術前に歯髄が失活していると診断した場合でも，術中に健全歯髄にしばしば遭遇することがある（**Case 3**）．このような場合，より保存的な処置をまずは試みるべきであり，術中に術式をApexificationからApexogenesisに変更する柔軟性も必要となる．また，根未完成歯の根尖付近の歯髄は多くの血管を有しており，良好な循環系が存在することから歯髄の生活力は高い．このような特殊な環境であるため，臨床的には失活していると診断してApexificationを行ったとしても，経過観察を行っているうちに治癒形態がApexogenesisとなっていく場合も経験する．Apexogenesisを施術しなければならない患者は若年者であることを鑑みれば，常に保存的な処置に努めるべきである．

　臨床的にはただ根尖を閉鎖させるだけでなく，それを歯根の発育（歯根の長さと厚み）をもって達成できれば，良好な歯冠歯根比が得られ，歯根破折に抵抗することができる．そこで近年，失活した根未完成歯におけるRevascularizationが注目されている．つまり，歯髄の再生療法であるRevascularizationは，Apexificationの欠点であった歯根の発育が望める可能性がある．現時点において日常臨床で可能なRevascularizationが真の歯髄再生であるか，それとも修復であるかは議論の分かれるところではあるが，歯根の厚みと長さを獲得できる可能性があることは，歯髄の再生以上に患歯の予後にとっては大きなアドバンテージとなるであろう．

　日常臨床において常に歯髄由来の細胞による治癒形態が予知性をもって選択できればそれに越したことはない．しかし，歯髄由来の細胞による治癒形態（Apexogenesis）が獲得できない場合でも，われわれには歯根膜由来の細胞による治癒形態である治療法（Apexification）を選択することができる．いずれにしても根尖性歯周炎の原因である細菌感染を歯内療法によってコントロールすることができれば生体の治癒（歯髄由来，歯根膜由来どちらかの細胞による）は起こるのである．このようなコンセプトをもって治療を行うことで，根未完成歯の歯内療法が予知性の高い治療法となるのである．

文　献

1) American association of endodontists. Glossary of Endodontic Terms. 2016.
2) Ford TR, Torabinejad M, Abedi HR, Bakland LK, Kariyawasam SP. Using mineral trioxide aggregate as a pulp-capping material. J Am Dent Assoc. 1996；127：1491-1494.
3) Pisanti S, Sciaky I. Origin of calcium in the repair wall after pulp exposure in the dog. J Dent Res. 1964；43：641-644.
4) Seltzer S. Endodontology：biologic considerations in endodontic procedures. Lea & Febiger, 1998；1-30.
5) Frank AL. Therapy for the divergent pulpless tooth by continued apical formation. J Am Dent Assoc. 1966；72：87-93.
6) Steiner JC, Van Hassel HJ. Experimental root apexification in primates. Oral Surg Oral Med Oral Pathol. 1971；31：409-415.
7) Andreasen JO, Farik B, Munksgaard EC. Long-term calcium hydroxide as a root canal dressing may increase risk of root fracture. Dent Traumatol. 2002；18：134-137.
8) Yassen GH, Platt JA. The effect of nonsetting calcium hydroxide on root fracture and mechanical properties of radicular dentine：a systematic review. Int Endod J. 2013；46：112-118.
9) Shabahang S, Torabinejad M. Treatment of teeth with open apices using mineral trioxide aggregate. Pract Periodontics Aesthet Dent. 2000；12：315-320.
10) Simon S, Rilliard F, Berdal A, Machtou P. The use of mineral trioxide aggregate in one-visit apexification treatment：a prospective study. Int Endod J. 2007；40：186-197.
11) Kakehashi S, Stanley HR, Fitzgerald RJ. The effects of surgical exposures of dental pulps in germ-free and conventional laboratory rats. Oral Surg Oral Med Oral Pathol. 1965；20：340-349.
12) Iwaya SI, Ikawa M, Kubota M. Revascularization of an immature permanent tooth with apical periodontitis and sinus tract. Dent Traumatol. 2001；17：185-187.
13) Thibodeau B, Teixeira F, Yamauchi M, Caplan DJ, Trope M. Pulp revascularization of immature dog teeth with apical periodontitis. J Endod. 2007；33：680-689.
14) Wang X, Thibodeau B, Trope M, Lin LM, Huang GT. Histologic characterization of regenerated tissues in canal space after the revitalization/revascularization procedure of immature dog teeth with apical periodontitis. J Endod. 2010；36：56-63.
15) Gomes-Filho JE, Duarte PC, Ervolino E, Mogami Bomfim SR, Xavier Abimussi CJ, Mota da Silva Santos L, Lodi CS, Penha De Oliveira SH, Dezan E Jr, Cintra LT. Histologic characterization of engineered tissues in the canal space of closed-apex teeth with apical periodontitis. J Endod. 2013；39：1549-1556.
16) Londero Cde L, Pagliarin CM, Felippe MC, Felippe WT, Danesi CC, Barletta FB. Histologic analysis of the influence of a gelatin-based scaffold in the repair of immature dog teeth subjected to regenerative endodontic treatment. J Endod. 2015；41：1619-1625.
17) Saoud TM, Zaazou A, Nabil A, Moussa S, Aly HM, Okazaki K, Rosenberg PA, Lin LM. Histological observations of pulpal replacement tissue in immature dog teeth after revascularization of infected pulps. Dent Traumatol. 2015；31：243-249.
18) Torabinejad M, Milan M, Shabahang S, Wright KR, Faras H. Histologic examination of teeth with necrotic pulps and periapical lesions treated with 2 scaffolds：an animal investigation. J Endod. 2015；41：846-852.
19) Huang GT, Sonoyama W, Liu Y, Liu H, Wang S, Shi S. The hidden treasure in apical papilla：the potential role in pulp/dentin regeneration and bioroot engineering. J Endod. 2008；34：645-651.

根未完成歯の治療におけるMTAセメントと水酸化カルシウムとの比較

Comparative evaluation of endodontic management of teeth with unformed apices with mineral trioxide aggregate and calcium hydroxide.
Pradhan DP, Chawla HS, Gauba K, Goyal A.
J Dent Child (Chic). 2006; 73: 79-85.

● 目的
　根未完成歯に対するMTAセメントと水酸化カルシウムを用いた治療法で，根尖の石灰化によるアピカルバリアと根尖透過像の改善に要する期間を比較すること．

● 実験方法
　20歯の失活した根未完成歯（上顎切歯）について，根尖透過像の大きさと根尖発育の段階に応じて階層化を行い，さらにMTAセメントを用いて治療する群（MTA群）と水酸化カルシウムを用いて治療する群（水酸化カルシウム群）に分類した．

　すべての治療は浸潤麻酔を行った後，ラバーダム防湿下にて行われた．MTA群は，水酸化カルシウムを7日間貼薬した後，根尖1/3をMTAセメントで，残りの根管をガッタパーチャにて根管充填を行った．水酸化カルシウム群は，X線検査にて根尖のアピカルバリアが確認された後，根管充填を行った．

● 主な結果
　MTA群も水酸化カルシウム群もすべての歯で治療は成功した．MTA群は根尖のアピカルバリアが確認されるまでに平均3.0±2.9カ月を要し，水酸化カルシウム群は7.0±2.5カ月を要した（P=.008）．MTA群では根尖透過像の消失に4.6±1.5カ月を要し，水酸化カルシウム群では4.4±1.3カ月を要した（P=.83）．治療開始からガッタパーチャにて根管充填がなされるまでMTA群は0.75±0.49カ月を要し，水酸化カルシウム群では7.0±2.5カ月を要した．

● 結論
- 治療開始からガッタパーチャを用いて根管充填を行うまでに要した期間は，MTA群が水酸化カルシウム群よりもかなり短期間であった．
- X線的に根尖のアピカルバリアを確認するまでに要する期間は，MTA群が水酸化カルシウム群よりも有意に短かった．
- 大きな透過像を有した歯の透過像消失に要する期間は，MTA群でも水酸化カルシウム群でもあまり変わりはなかった．

● 臨床的考察
　元来，水酸化カルシウムを用いて根未完成歯に対して行うApexificationは予知性のある治療法である．ApexificationにMTAセメントを用いることで，治療に要する期間の短縮，長期予後を考慮した際に有効であることが示唆されている．治療期間の短縮は，臨床を行ううえで患者にとっても大きなメリットとなりうる．また，水酸化カルシウムを根管内に長期間作用させると，強アルカリ性環境により歯根歯質を脆弱化させる可能性があることから，MTAセメントをApexificationに用いることは単に治療期間を短縮させること以上に，歯根歯質の強度を保全するというメリットもあると考えられる．

Column

歯内療法における新しい材料と技術

神戸　良

　歯内療法領域において新しい材料と技術の発展には目覚ましいものがあり，毎年のように新しい技術や製品がさまざまな媒体を介して紹介されている．われわれ臨床医は新しい材料や技術を利用することで，治療を効率的かつ効果的に行うことができる．しかし過去に経験しているように，その当時は脚光を浴びた材料や技術がその後に否定され，現在では消えていったものも数多い．臨床は科学の実験などではなく，患者利益を追求したものでなければならないことは明白であり，常にアップデートされ続ける材料や技術をどのように日常臨床で用いていけば良いのであろうか？　AAE（アメリカ歯内療法学会）のポジションステイトメント[1]によると，新しい材料や治療技術を使用する際の推奨事項として，*in vitro*の研究で十分に安全性と効果の検証がなされた後，*in vivo*の研究で良好な結果が示され，最終的に臨床治験を経てから使用すべきであるとしている．そして，新しい材料や治療技術にこれらの研究がないのであれば，十分な研究がなされ安全性と効果が検証されるまで，日常臨床での使用を慎むべきとしている．

　MTAセメントはどうであろうか．オリジナルのMTA（ProRoot MTA）はすでにアメリカでは20年近く臨床で用いられている．MTAセメントは，パーフォレーション修復材，逆根管充填材としての封鎖性を評価した2編の論文がLeeら[2]やTorabinejadら[3]によって1993年に発表されたのが最初の論文である．水酸化カルシウム製剤を用いた直接覆髄の論文は，1928年にHermann[4]によって発表されたものが最初であることを考えると，MTAセメントは比較的新しい材料といえるであろう．しかし，ProRoot MTAの優れた生体適合性や封鎖性などの生体材料として望ましい性質を備えていることは豊富な基礎研究によってすでに裏打ちされていると言っても過言ではない．そして，数多くの臨床研究も報告されている．今後はさらにエビデンスレベルの高い臨床研究が行われることによって，リファレンスマテリアルとしての評価が高まることが予想される．

　しかし，ProRoot MTAも完成された材料ではないため，その欠点や改善されるべき性質を改良したさまざまなバイオセラミックマテリアルが開発され販売されている．これらのバイオセラミックマテリアルが基礎研究と臨床研究ともにProRoot MTAと比較検討がなされ，さらなるエビデンスが蓄積されるのを望むばかりである．今後もわれわれ臨床医は患者利益を追求した臨床を行うために，新しい材料や技術のさらなるエビデンスの蓄積から目を離すことはできないであろう．

文献

1) The American Association of Endodontists. Art and science of new materials in endodontics. AAE Position Statement. 2017.
2) Lee SJ, Monsef M, Torabinejad M. Sealing ability of a mineral trioxide aggregate for repair of lateral root perforations. J Endod. 1993; 19: 541-544.
3) Torabinejad M, Watson TF, Pitt Ford TR. Sealing ability of a mineral trioxide aggregate when used as a root end filling material. J Endod. 1993; 19: 591-595.
4) Hermann B. Ein weiterer Beitrag zur Frage der Pulpenbehandlung. Zahnderztl Rundschau. 1928; 37: 1327-1376.

CHAPTER 08

内部吸収と外部吸収への応用

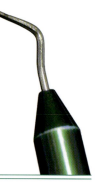

山本信一 Shinichi Yamamoto　兵庫県・山本歯科クリニック

　歯根吸収は，炎症性内部吸収と炎症性外部吸収，侵襲性歯頸部外部吸収に分類することができる．本章では，バイオセラミックマテリアルの歯根吸収への応用として，特に内部吸収と侵襲性歯頸部外部吸収に焦点を当てて考察する．

歯根吸収のメカニズム

　象牙質やセメント質は，非石灰化組織（象牙前質やセメント前質）と細胞（象牙芽細胞やセメント芽細胞）によって吸収から保護されている．しかし，象牙前質やセメント前質が石灰化した場合やセメント前質が傷害を受けた場合，多核巨細胞（破歯細胞）が象牙質表面に付着して，吸収のプロセスが開始されると考えられている（**Case 1**）．

Case 1　侵襲性歯頸部外部吸収

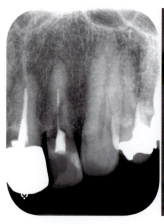 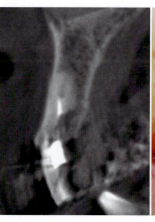 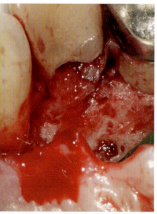

1-1, 1-2　デンタルX線写真とCBCT画像にて口蓋側に大きな外部吸収が認められる
1-3　口蓋の歯肉弁を翻転した状態．口蓋側の吸収窩には血管成分に富んだ吸収性組織が入り込んでいるのがわかる．歯根吸収の治療はこの吸収性組織を完全に除去し，吸収窩を適切なマテリアルで封鎖することである

表1 歯根吸収に対する保護層と破壊誘発因子

	保護層	
	象牙前質／象牙芽細胞	セメント前質／セメント芽細胞
破壊誘発因子	外傷 修復治療 ブリーチング 生活歯髄保存療法の薬剤毒性 矯正治療 歯周治療	外傷 矯正治療 外科矯正 歯周治療 ブラキシズム 熱可塑性ガッタパーチャを用いた充填 ポストスペースの形成

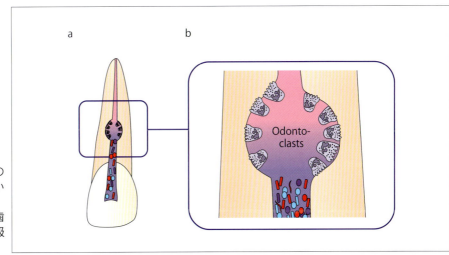

図1 炎症性の内部吸収
a：内部吸収部位よりも歯冠側の歯髄は壊死し，細菌が侵入している
b：吸収窩には多核巨細胞（破歯細胞）を含む血管成分に富んだ吸収性組織の存在が認められる

　このように象牙前質やセメント前質といった保護層が何らかの原因で失われて歯根吸収が生じるが，その誘発要因として，外傷や矯正力，支台歯形成時の発熱などの機械的な傷害，ブリーチングによる化学的傷害などがあげられる（**表1**）．これらの誘発因子が速やかに除去されれば，吸収は一過性のものかもしれない．しかしながら，歯髄や歯周組織の慢性炎症が持続した場合，吸収は進行性のものとなる．

内部吸収

　内部吸収の発生率は永久歯において0.1～1.6％と言われている．保護層（象牙前質と象牙芽細胞層）が傷害もしくは破壊され，かつ歯髄の炎症が持続している場合に発症する．そして，炎症性の生活歯髄が存在する限り，内部吸収は持続する．したがって，根管治療により炎症歯髄や壊死歯髄を除去することによって吸収を阻止することができる（**図1**）．

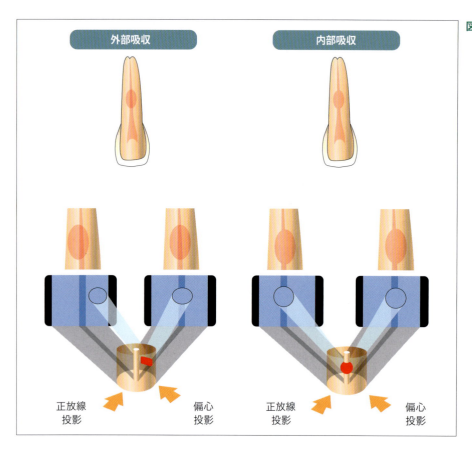

図2 デンタルX線写真における内部吸収と外部吸収の鑑別診断
偏心投影で根管に対する透過像（吸収像）の位置が変わらなければ内部吸収を疑う．それに対し，外部吸収は正放線投影と偏心投影で透過像の位置が変化する（Trope 2002[2])）

1．診断

炎症性の内部吸収は，実は歯髄炎の歯牙において日常的に生じることが報告されている．しかしながら，通常は速やかに歯髄壊死に至り吸収が止まるため，検知できない程度の小さな吸収でとどまることがほとんどである．デンタルX線写真などで臨床的に発見されるような内部吸収にまで発達するには相当な時間を要すると考えられる[1]．

（1）X線的診断

内部吸収が生じている生活歯髄は通常，痛みを感じない．したがって，X線写真等で偶然発見される症例が多い．ほとんどの症例で円形もしくは楕円形のX線的透過像を呈する．根管由来の吸収であるため，透過像は根管中央に位置しており，偏心投影でもその位置は変わらない[2]（図2）．

（2）歯髄診断

吸収窩の位置にもよるが，通常は生活歯髄反応を示す．もし歯髄診断テストが陰性であっても，吸収窩から歯冠側の歯髄だけが壊死している可能性も高く，必ずしも全部性歯髄壊死に至り歯根吸収が止まったわけではない．

（3）臨床症状

ほとんどの場合は無症状であるが，吸収窩が比較的歯冠側に存在する場合は歯頸部付近の歯質にピンクスポットが観察される．

Case 2 パーフォレーションを伴う内部吸収

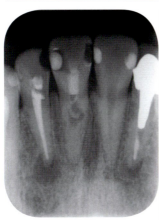 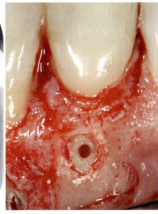

2-1 根管中央部に内部吸収が円形の透過像として確認できる
2-2 歯肉弁を翻転時の口腔内．内部吸収によるパーフォレーションが確認できる．このような症例では，MTAセメントに代表されるバイオセラミックマテリアルを用いてパーフォレーション部付近を根管充填するメリットは大きいと考えられる

2．治療

歯根吸収の治療のポイントは以下の3点である．
① 吸収性組織の除去
② 象牙質表面への吸収性細胞の侵入を阻止
③ 歯牙構造の強度を保持

したがって，歯根吸収の治療とは，吸収性の組織を除去し，欠損部（吸収窩）を適切なマテリアルで充填し，歯牙の構造を回復することである．

根管に内部吸収が生じた症例では，通常の根管治療を行い，吸収性組織を除去する．根管歯髄に対しては機械的拡大と化学的洗浄を行い，根管内容物の除去を徹底する．吸収窩が大きい場合は機械的拡大が困難なため，水酸化カルシウムを用いた貼薬を行い，吸収窩内の有機物の除去を試みる．通常，根管充填はガッタパーチャとシーラーを用いて行う．このような症例ではMTAセメントのようなバイオセラミックマテリアルを選択する優位性はないと考えられる．

しかしながら，内部吸収が拡大して歯根にパーフォレーションを生じている場合は，根管充填材としてのバイオセラミックマテリアルは良い選択と言えるだろう[3]．なぜなら，バイオセラミックマテリアルは水硬性であり，多少の出血や滲出液であれば硬化に影響を受けにくいこと，また優れた封鎖性や生体適合性を有し，かつ抗菌力も備えていること，そして機械的強度が象牙質に近似していること，など充填材としてもパーフォレーション修復材としても多くの利点を有するセメントだからである[4,5]．

また内部吸収によるパーフォレーション部が歯冠側にあるほど，より封鎖性が高く機械的強度に優れた根管充填材を選択する必要がある．包括的見地からパーフォレーションを伴う内部吸収においては，バイオセラミックマテリアルが有効であることは明白であろう（**Case 2**）．

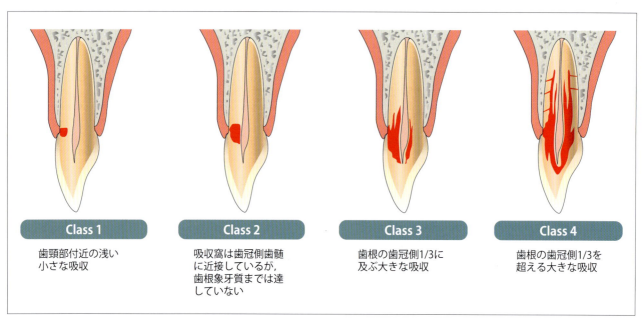

図3 侵襲性歯頸部外部吸収の分類

侵襲性歯頸部外部吸収

　臨床において侵襲性歯頸部外部吸収が認められる頻度は，内部吸収よりも高い[6]．歯頸部の接合上皮直下に発生し，歯牙硬組織（セメント質，象牙質，エナメル質）に侵襲性に拡大する．発生原因や潜在的な誘発因子など，いまだ不明な点も多い．

1. 診断

（1）X線的診断

　侵襲性歯頸部外部吸収は通常，無症状に進行するため，X線写真で偶然発見される症例が多い．X線的に透過像（吸収窩）は不規則で不均一な像を呈することが多い．外部吸収は偏心投影で透過像の位置が根管に対して変位するため，ここが内部吸収との鑑別ポイントである．吸収が歯髄に達していない場合は通常，根管のアウトラインは明瞭で連続性を維持している．

（2）歯髄診断

　多くの場合は陽性反応を示す．

2. 治療

　侵襲性歯頸部外部吸収の治療は，歯牙内部に侵入した吸収性組織の除去と，吸収窩の修復処置である．治療において重要となるのは，吸収窩の位置とサイズ，アクセスの容易さである．これらを考慮して吸収窩の修復材料を選択する必要がある（図3）．

(1) Class 1，2 の侵襲性歯頸部外部吸収

Class 1，2 の吸収窩はサイズも小さく，歯冠歯根側方向に吸収が進行していないタイプである．吸収窩の大きさは数mm^{2}と小さく，通常は根管より外側に限局しているため，治療は象牙質吸収窩に侵入した吸収性組織の完全除去と吸収窩の修復処置を行う．

吸収窩に対しては通常，外側から外科的にアクセスを行う．また，修復材料としては接着性コンポジットレジンやグラスアイオノマーを選択する．バイオセラミックマテリアルは硬化に時間を要するため，一部がウォッシュアウトする可能性が懸念される．Class 2 の場合は，歯根表面の小さな吸収窩から歯髄に近接するまで歯根内側で吸収窩が拡大しているため，治療の第一選択は非外科的アプローチになるかもしれない．通法に従い，髄腔開口を行った後，吸収窩の評価を行い，根管治療を行う．吸収窩はバイオセラミックマテリアルもしくは接着性コンポジットレジン，グラスアイオノマーセメントで充填する（**Case 3**）．

(2) Class 3，4 の侵襲性歯頸部外部吸収

Class 3，4 の吸収窩は，歯頸部から歯冠側方向と，歯周ポケットの接合上皮に向かって根尖側方向に広がっており，かつ薄いチャンネルで交通した複雑な網目状の吸収窩を呈することもある．Class 4 の吸収窩は通常，すべての吸収性組織を除去することが困難なため，予後不良と判断される．根管内は通常，健康な生活歯髄である．

治療はほとんどの場合，非外科的すなわち内側からのアプローチが行われる．通法に従い根管内は，根管形成による機械的拡大と，根管洗浄による化学的洗浄を行う．また吸収窩には水酸化カルシウム貼薬を行い，吸収性組織の除去を徹底する．吸収窩より根尖側はガッタパーチャとシーラーもしくはバイオセラミックセメントで根管充填を行う．吸収窩の充填は，充填材が口腔唾液に曝露される可能性があるため，湿潤状態でも優れた封鎖性を発揮するバイオセラミックマテリアルが適していると考えられる[7]．しかしながら，内部吸収や侵襲性歯頸部外部吸収に対してバイオセラミックマテリアルとその他の材料とを比較した臨床研究はいまだなく，今後エビデンスの蓄積が必要であろう．

まとめ

歯根吸収の治療は吸収性組織の除去と吸収窩の充填修復である．吸収窩により歯根表面にパーフォレーションを生じている場合（大きな内部吸収や侵襲性歯頸部外部吸収）は，充填材の選択肢の一つとしてバイオセラミックマテリアルを考慮すべきである．

文献

1) Haapasalo M, Endal U. Internal inflammatory root resorption: the unknown resorption of the tooth. Endod Topics 2006; 14: 60-79.
2) Trope M. Root resorption due to dental trauma. Endod Topics 2002; 1: 79-100.
3) Meire M, De Moor R. Mineral trioxide aggregate repair of a perforating internal resorption in a mandibular molar. J Endod. 2008; 34: 220-223.
4) Parirokh M, Torabinejad M. Mineral trioxide aggregate: a comprehensive literature review—Part I: chemical, physical, and antibacterial properties. J Endod. 2010; 36: 16-27.

Case 3 侵襲性歯頸部外部吸収に対して MTA セメントを用いた外科的アプローチ

|6 が少し凍みることを主訴に来院．自発痛（−），打診痛（−），根尖部圧痛（−），Cold（+），Hot（+）．歯髄はバイタルで，正常と診断した

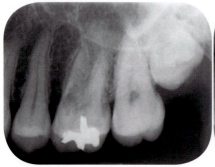
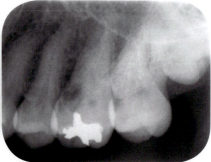

3-1, 3-2 初診時．正放線投影（3-1）：頬側近心根の歯頸部付近に透過像が認められる．透過像のアウトラインはイレギュラーで虫食い状の像を呈する．偏近心投影（3-2）：根管に対して透過像の位置が遠心に移動しているため，外部吸収と判断できる．歯髄の状態やX線的透過像の位置，外形，偏心投影における透過像の位置の移動などを考慮し，侵襲性歯頸部外部吸収と診断した

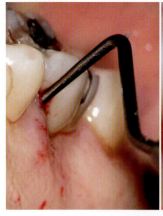
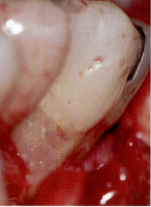
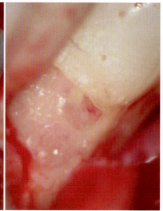

3-3 近心口蓋側には深いポケットが認められ，Class 2 の吸収窩が疑われた

3-4, 3-5 歯髄診断は正常であったため，歯髄温存を目的に外科的アプローチを行った．口蓋側の歯肉弁を翻転すると，吸収性組織と思われる肉芽組織が入り込んだ吸収窩が歯頸部直下に認められた

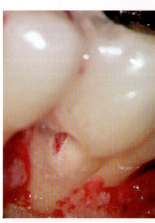
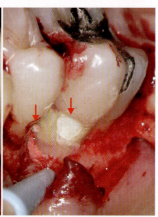

3-6 吸収性組織を掻爬したところ，露髄が認められた
3-7 吸収窩はMTAセメントにて充填を行った（矢印）

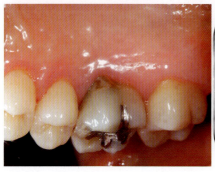
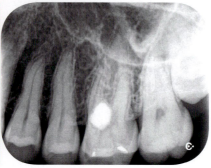

3-8, 3-9 術後3年の口腔内写真とデンタルX線写真．臨床症状もなく，デンタルX線写真においても正常である．歯髄診断は陽性反応を示す．初診時に認められた深い歯周ポケット（8 mm）も，現在では3 mm程度にまで改善している

5) Torabinejad M, Parirokh M. Mineral trioxide aggregate: a comprehensive literature review—part II: leakage and biocompatibility investigations. J Endod. 2010; 36: 190-202.
6) Heithersay GS. Invasive cervical resorption. Endodontic Topics 2004; 7: 73-92.
7) Park JB, Lee JH. Use of mineral trioxide aggregate in the non-surgical repair of perforating invasive cervical resorption. Med Oral Patol Oral Cir Bucal. 2008; 13: e678-680.

Literature Review

パーフォレーションを伴う下顎大臼歯の歯根内部吸収に対するMTAセメントを用いた修復処置

Mineral trioxide aggregate repair of a perforating internal resorption in a mandibular molar.
Meire M, De Moor R.
J Endod. 2008; 34: 220-223.

◉研究の目的

MTAセメントは,優れた封鎖性や生体適合性を有し,また血液が存在する環境下でも硬化することが多くの基礎研究や動物実験で示唆されている.パーフォレーションを伴う歯根内部吸収に対し,パーフォレーション部の歯周組織再生を目的とした修復処置にMTAセメントを用いた症例を報告する.

◉研究デザイン

ケースレポート

◉方法と考察

本症例の概要:年齢は32歳.7の近心根に歯根吸収が認められたため,ゲント大学歯学部病院に紹介された.診断テストではHotとCold(+),EPT(+),軽度の打診痛が認められた.プロービング深さは全周2 mm以下で,歯周組織の状態は良好であった.X線所見としては近心根の歯冠側1/3に境界明瞭な三日月様の透過像が認められ,歯根のパーフォレーションを伴う歯根内部吸収と診断した.

歯根内部吸収を生じた歯牙は通常,生活歯髄である.したがって,治療としては非外科的な根管治療(抜髄)を行い,吸収のプロセスを停止させる必要があるが,歯根内部吸収の吸収窩はイレギュラーな形態をしており,機械的拡大や根管充填が困難である.また,パーフォレーションを伴う症例では歯周組織と根管内部が交通しているため,水酸化カルシウムの長期貼薬により硬組織形成を図ったり,外科的にパーフォレーション部をリペアするなどの選択肢が考えられる.

本症例ではMTAセメントを用いることにより,根管充填とパーフォレーション部のリペアを試みた.術後2年の再評価では良好な結果を得ることができ,歯根内部吸収の充填マテリアルとしての有効性が示唆された.

各バイオセラミックマテリアル製品の特徴

山村啓介 Keisuke Yamamura 東京都・山村歯科医院,東京歯科大学臨床講師

　近年,歯内療法分野におけるバイオセラミックマテリアルの有用性が謳われている.その理由としては,物理化学的な安定性,高い生体適合性,ハイドロキシアパタイトの形成,硬化時膨張による高い封鎖性といった性質が解明されつつあるからである.歯内療法分野における代表的なバイオセラミックマテリアルとしてはMTAセメントがあげられ,逆根管充塡,パーフォレーションリペア,Apexification,Apexogenesis,覆髄,根管充塡などに用いられ,研究および臨床においても高い評価を獲得している.これに伴い近年では,MTAセメントから波及した製品,もしくはMTAセメントと類似した製品,つまり天然のミネラルを含まない衛生環境下で製造されたバイオセラミックマテリアルが次々に開発され,臨床応用されている.これらの材料も歯内療法分野において良好な臨床成績が期待されるが,まだ歴史が浅く,MTAセメントを除いてエビデンスが十分ではないものと思われる.

　バイオセラミックマテリアルの用途は上記のように多いものの,日本で認可されているのは覆髄材および根管充塡用シーラーのみである.そこで本章では,日本で市販されている各バイオセラミックマテリアル製品を覆髄材と根管充塡用シーラーに分け,その特徴をできるだけ客観的データをもとに記載する.また,章末には覆髄材の製品一覧表も掲載したので併せてご参照いただけると幸いである.

覆髄材

1. ProRoot MTA（デンツプライシロナ）

　ProRoot MTAは1993年にアメリカ・ロマリンダ大学のTorabinejadらにより開発され,1998年から欧米各国で市販されている(図1).ProRoot MTAはさまざまな症例に用いられ,高い臨床評価を獲得しており,現在使用されているバイオセラミックマテリアルのなかで最もエビデンスレベルが高く,信頼性のある材料と言えるであろう.

　粉の組成はポルトランドセメント,石膏,酸化ビスマスで,練和液は滅菌精製水を用

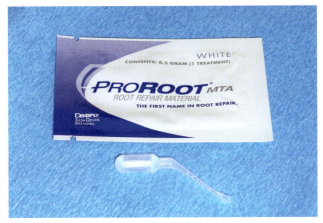

図1 ProRoot MTA（デンツプライシロナ）

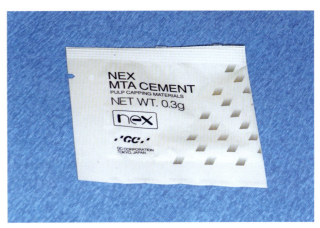

図2 NEX MTAセメント（ジーシー）

いる．粉液比は36％（粉/液＝1.0 g / 0.36 ml）が推奨されている．製造者によると，練和時間は約1分，操作時間は約4分に設定されている．硬化時間は5時間以内であるが，その後も徐々に硬化反応は持続する[1]．また練和後，直ちに使用しない場合は，滅菌精製水で湿らせたガーゼで覆い乾燥を防ぐことで，操作時間の延長が可能である．

　製造者によると，圧縮強度に関しては経時的に上昇し，24時間後は27.7 MPa，1週間後は62.1 MPa，1カ月後は90 MPaとなる．Islamら[1]は，圧縮強度が3日後に42 MPa，28日後に84 MPaまで高まったことを報告しており，製造者が示す値と類似している．また他の基礎研究では，粉液比による比較が行われ，粉液比34％のほうが40％よりも硬化後の圧縮強度が有意に高かったと報告されている[2]．MTAセメントは硬化時に膨張することで封鎖性が向上するとされており，Pelliccioniら[3]が行った漏洩試験では，硬化後24時間よりも1週間後のほうが封鎖性が高かったことが報告されている．細胞毒性を評価した基礎研究では，水酸化カルシウム製剤と比較して生体適合性に優れ，培養ヒト歯根膜細胞に作用させると細胞の増殖や分化を促進することが報告されている[4]．またラットを用いた直接覆髄の研究では，水酸化カルシウムを応用した場合と同様に，MTAセメントでも象牙質様の被蓋硬組織の形成が認められた[5]．また，硬化後のpHは12.7であり，その強アルカリ性により細菌や真菌に対する抑制効果が示唆されている[6]．歯質の変色については，ポルトランドセメントをグレーからホワイトに変更したものの，近年ではX線造影材である酸化ビスマスが歯質変化に関与していることが報告されており[7]，問題の解決には至っていない．臨床成績については，齲蝕による露髄部に覆髄材として応用した結果，MTAセメントは水酸化カルシウムと比べて封鎖性が失われることなく，高い成功率（3年以上の成功率86％）を示したことが報告されている[8]．

2．NEX MTAセメント（ジーシー）

　ジーシーの「NEX」エンドシステムを展開するうえで，根管内の細菌除去と封鎖に最低限必要な製品群の一部として開発され，2013年に国産では初めて製品化された（図2）．粉の組成はポルトランドセメント（グレー），石膏，酸化ビスマスで，粉液比は

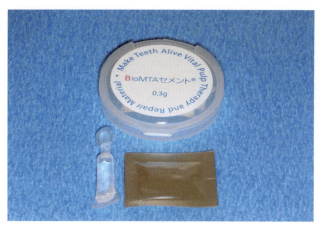

図3 BioMTAセメント，RetoroMTA（モリタ）

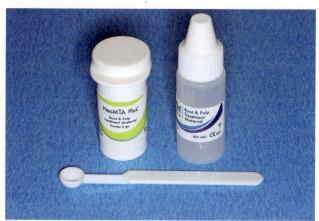

図4 MTAプラス ホワイト（茂久田）

33％である．製造者によると，練和時間は約1分，操作時間は約4分で，硬化時間は90分に設定されている．なお，練和液は製品には付属されておらず，日本薬局方注射用水を術者が用意して使用する．

　製造者によると，圧縮強度は1日後に40 MPa，1週間後に78 MPa，1カ月後に90 MPaとなる．封鎖性に関する報告はないが，MTAセメントを擬似体液中に浸漬した際に表面にリン酸カルシウムが析出し，これによってわずかに膨張を示すことがわかっており，NEX MTAセメントでもリン酸カルシウム結晶の析出と膨張が確認され，また熱膨張係数が歯質に近いことから，良好な封鎖性が期待される．生体適合性については，製造者による細胞毒性試験が行われ，問題ないことが確認されている．また，硬化直後はpH 11.4であることから，抗菌性も期待できる．歯質の変色については，酸化ビスマスが配合されているため，応用後の歯牙の変色が懸念される．基礎的・臨床的エビデンスが十分とは言えないが，組成が従来のMTAセメントとさほど変わらないことから，類似した臨床結果が得られると推測される．

3. BioMTAセメント，RetoroMTA（モリタ）

　炭酸カルシウムを主成分として人工合成することにより，従来のMTAセメントの欠点を改善したバイオセラミックマテリアルである（図3）．粉の組成は炭酸カルシウム，シリカ，アルミナ，酸化ジルコニウムで，練和液は滅菌精製水を用い，粉液比は33％である．使用時，付属されている滅菌精製水と粉末を軽く馴染ませるように混和する．初期硬化時間は2分30秒で，最終硬化時間は140分に設定されている．

　製造者によると，圧縮強度は24時間後に20.5 MPa，1週間後に86.9 MPa，3週間後に109.1 MPaまで上昇する．初期硬化時間が早いため，硬化遅延によるウォッシュアウトや密閉性の欠如，細菌漏洩などを防止できる可能性がある．生体適合性については，培養ヒト歯髄細胞を用いた細胞活性試験においてProRoot MTAと同等であり，おおむね良好な細胞活性を有することが示されている[9]．また，イヌの臼歯に直接覆髄を行った研究では，RetoroMTAの周囲には炎症性反応はほぼ認められず，被蓋硬組織が形成

されたことが報告されている[10]．また，RetoroMTAは硬化10分後にはpH 12.5となるが，4週間後にはpH 7.5まで低下する．よって，応用時には強アルカリ性による抗菌作用があり，時間が経つにつれてpHが中性へと移行するため，さらなる生体適合性も期待できる．歯質の変色については，X線造影材としてカルシウムジルコニア複合体が配合されており，処置後の歯牙の変色が起きにくいことが報告されている[11]．覆髄材としての臨床成績はまだ報告されていないが，失活した根未完成歯にRevascularizationを行った臨床試験や，断髄におけるRetoroMTAを応用した短期の臨床予後においては良好な結果が報告されている[12,13]．

4. MTAプラス ホワイト（茂久田）

MTAプラスは，主にMTAセメントの操作性を改善すべく開発された製品である（図4）．粉の組成はポルトランドセメント（ホワイト），石膏，酸化タンタルで，練和液には水溶性ポリマー（ジェル）を用い，標準の粉液比は33％である．操作時間は20分で，硬化時間は55分とされている．MTAプラスは練和液に粘稠性がある水溶性ポリマーが添加されているため，その形状保持効果により練和，移送，充填が行いやすく，組織液によるウォッシュアウトが起こりにくいとされている．また，MTAセメントの粉は湿気に非常に弱く，従来の包装では一度開封すると空気の湿気に触れてしまうため，使用していない粉でも原則的に廃棄しなければならなかった．しかし，MTAプラスの包装容器の内部にはシリカゲルが練り込まれているため，容器が湿気を吸着して，粉が湿気と反応するのを防ぐので，開封後も残った粉を使用できるとされている．

製造者によると，圧縮強度は7日後に57 MPaを示し，若干の膨張性（0.01％）を有するとされる．生体適合性については，MTAプラス表面にリン酸カルシウム層が形成されることが基礎研究にて報告されており[14]，またヒト歯髄細胞を用いた培養試験ではProRoot MTAと同等の良好な細胞活性が認められ，生体適合性も優れていることが報告されている[15]．そのほか，従来のMTAセメントよりもpHを高く維持できるとの報告[14]があることから，抗菌性も優れていると考えられる．X線造影材は酸化ビスマスではなく酸化タンタルになっているため，歯質の変色のリスクが少なく，審美性が重要となる前歯部にも使用される．

5. MTAアンジェラス（ヨシダ）

MTAアンジェラスはブラジルのアンジェラス社が開発・製造したもので，ProRoot MTAに次いで製品化され，国内では2014年より販売されている（図5）．粉の組成はポルトランドセメント（ホワイト），酸化ビスマス，練和液には滅菌精製水を用い，標準粉液比は33％である．ProRoot MTAと比べて石膏が取り除かれているので，硬化時間が短縮され，操作時間は5分であるが，初期硬化時間は15分と報告されている[16]．

製造者によると，圧縮強度は24時間後に40 MPa，3週間後には65 MPaまで上昇する．4日後の圧縮強度は47.7 MPaとの報告もある[2]．また膨張率が0.3％であることから，硬化時膨張による封鎖性も期待できる．生体適合性については，健全歯に対する直接覆髄に応用し組織学的観察を行ったところ，2週間後では炎症性反応がほとんど認められ

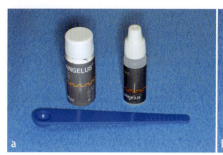
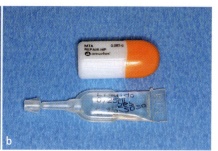

図5　MTAアンジェラス（ヨシダ）
　a：MTAアンジェラス
　b：MTAアンジェラスHP

ず，8週後にすべての症例で被蓋硬組織が確認された[17]．pHは初期では10.2であるが，硬化後には12.5まで上昇する．ある基礎研究では，硬化後3，24，72，168時間後のpHがProRoot MTAと比べてやや高い傾向を示したことから，一定の抗菌性が示唆されている[18]．開発当時は，MTAセメントによる歯質変色の原因がそれに含まれる鉄分と考えられていたため，鉄分がProRoot MTAと比べて少ない[19]．また2017年に開発されたMTAアンジェラスHPでは，X線造影材である酸化ビスマスがタングステン酸カルシウムに置換されていることから，変色に対するリスクも軽減され，審美領域にも有用と思われる．

6．エンドセム MTA（ペントロン）

　エンドセム MTAは，水溶性シリカを添加することにより，ポゾラン反応を促進することで硬化時間を短縮したバイオセラミックマテリアルである（図6）．粉の組成はポルトランドセメント（グレー），石膏，酸化ビスマス，水溶性シリカで，練和液には滅菌精製水を用い，標準粉液比は33％である．3分15秒（±10％）で初期硬化が完了し，重度の炎症下においてもシャープに硬化し，耐崩壊性に優れている[20]．

　硬組織形成能については，培養ヒト歯髄細胞を用いた研究でProRoot MTAと同等であること[21]，培養骨芽細胞様細胞を用いた基礎研究では良好な細胞増殖が認められたこと[20]から，優れた生体適合性を有すると考えられる．Kimら[22]は，エンドセム MTAを用いたディスク拡散法試験においてE. faecalisに対する抗菌性を示し，ブイヨン抗菌性試験ではProRoot MTAやMTAアンジェラスと比べて抗菌性が高い傾向にあることを報告している．歯質の変色については，ポゾラン反応による速硬作用により，含有する酸化ビスマスを取り囲み象牙細管への浸透をブロックすることで，歯質への色素沈着が少ないとしている．Jangら[23]は，ProRoot MTAおよびMTAアンジェラスが変色するのに対し，エンドセム MTAでは顕著な変色は観察されなかったと報告している．直接覆髄における無作為比較試験では，1年後の臨床成績においてProRoot MTAと同等の結果が得られている[24]．

7．TMR-MTAセメント（YAMAKIN）

　国内では最新の材料で，北海道医療大学との共同研究により開発が進められ，2017年に製品化された（図7）．粉の組成はポルトランドセメント（ホワイト），ジルコニア，

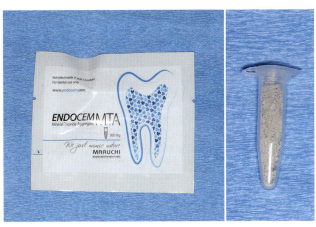

図6 エンドセム MTA（ペントロン）

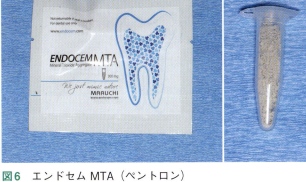

図7 TMR-MTA セメント（YAMAKIN）

シリカで，練和液は滅菌精製水を用い，標準粉液比は20％である．従来のMTAセメントと同様にケイ酸カルシウムが主成分であるが，球状のシリカ微粒子を添加することで得られたベアリング効果によって，粉末と水とのなじみが改善されている．硬化に必要な水量が少ないため，硬化までの時間が短縮されており，操作時間は練和開始から3分程度で，初期硬化は15〜30分で完了する．

圧縮強度については，24時間後に90 MPaとなり，1週間後には140 MPaまで上昇する．製造者によるV79細胞を用いた細胞毒性実験では，良好な細胞増殖が認められた．pHについては，1時間後に10.8，1週間後には11.6まで上昇する．またX線造影材としては酸化ビスマスの代わりに化学的に安定で生体材料として広い使用実績のあるジルコニアを用いており，前歯部の治療においても有用と思われる．

根管充填用シーラー

1. エンドセム MTA premixed（ペントロン）

エンドセム MTA premixedは，あらかじめ充填操作に適した粘稠度に練和されたペーストタイプの根管充填用シーラーであり，覆髄材としても応用可能である（**図8**）．水分コントロールの必要がなく，ピンポイントでの充填が可能とされている．組成はポルトランドセメント，酸化ビスマス，増粘材，有機溶材で，硬化時間は約12分に設定されており，充填周囲の水分によって硬化する．

製造者によると，硬化後はpH 12.0であるため，強アルカリ性による抗菌性が期待される．溶解性は0.7％と低く，X線造影性は10.14 mm Alと十分な造影作用があり，高い流動性も有することから，根管充填用シーラーとしての物性は問題ないと考えられる．また，骨芽細胞様細胞を用いた基礎研究およびラットの皮下埋入試験では，ともに良好な生体適合性が確認されている[25]．

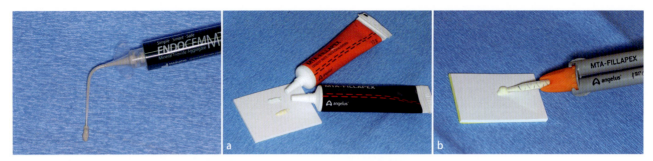

図8 エンドセム MTA premixed（ペントロン）

図9 MTAフィラペックス（ヨシダ）
ハンドミックスタイプ（a）とオートミックスタイプ（b）がある

2. MTAフィラペックス（ヨシダ）

　MTAフィラペックスは，MTAアンジェラスと同様にブラジルのアンジェラス社で開発・製造され，2014年より国内にて市販された根管充填用シーラーである（図9）．MTAフィラペックスは2つのペースト（ペーストAにはサリチル酸，シリカ，酸化ビスマスが，ペーストBにはMTA，酸化カルシウム，ロジン，酸化チタンが含まれている）を混和して用いる．操作時間は30分で，硬化時間は120分に設定されている．

　硬化時の膨張により高い封鎖性を有する（膨張率0.09％）．またナノ粒子が配合されていることで，良好な流動性を有しており，側枝まで緊密な充填が可能とされている[26]．また，Silvaら[27]が行った基礎的研究では，MTAフィラペックスはAHプラスと比較して有意に高い細胞毒性が認められたが，pH，X線造影性および流動性に問題がないことから，根管充填用シーラーの物性としては適正であるとしている．pHは24時間後に9.39，1週間後に7.68，2週間後に8.89であったことが報告されており[28]，ペーストBにMTAが配合されていることから，組織へ持続的にカルシウムイオンを放出し，抗菌作用を発揮するpHを維持することができると考えられている．

まとめ

　本章では，ProRoot MTAを含め日本で市販されているバイオセラミックマテリアルの特徴を記載した．ProRoot MTAを除き，いずれの製品も物性や生体適合性などの多くの基礎研究がなされているものの，実際の臨床成績，特に長期予後に関する報告は少ないため，今後の動向を注意深く探っていくべきである．MTAセメントは，日本では覆髄材としてのみ保険適応となるため，製品の特徴をしっかり把握したうえで正しく臨床応用していただきたい．最後に，本章の内容が諸先生方の臨床に役立てば幸甚である．

文献

1) Islam I, Chng HK, Yap AU. Comparison of the physical and mechanical properties of MTA and portland cement. J Endod. 2006; 32: 193-197.
2) Basturk FB, Nekoofar MH, Gunday M, Dummer PM. Effect of varying water-to-powder ratios and ultrasonic placement on the compressive strength of mineral trioxide aggregate. J Endod. 2015; 41: 531-534.

3) Pelliccioni GA, Vellani CP, Gatto MR, Gandolfi MG, Marchetti C, Prati C. Proroot mineral trioxide aggregate cement used as a retrograde filling without addition of water: an *in vitro* evaluation of its microleakage. J Endod. 2007; 33: 1082-1085.

4) Torabinejad M, Parirokh M. Mineral trioxide aggregate: a comprehensive literature review − part Ⅱ: leakage and biocompatibility investigations. J Endod. 2010; 36: 190-202.

5) Kuratate M, Yoshiba K, Shigetani Y, Yoshiba N, Ohshima H, Okiji T. Immunohistochemical analysis of nestin, osteopontin, and proliferating cells in the reparative process of exposed dental pulp capped with mineral trioxide aggregate. J Endod. 2008; 34: 970-974.

6) Parirokh M, Torabinejad M. Mineral trioxide aggregate: a comprehensive literature review − Part Ⅰ: chemical, physical, and antibacterial properties. J Endod. 2010; 36: 16-27.

7) Marciano MA, Costa RM, Camilleri J, Mondelli RF, Guimaraes BM, Duarte MA. Assessment of color stability of white mineral trioxide aggregate angelus and bismuth oxide in contact with tooth structure. J Endod. 2014; 40: 1235-1240.

8) Mente J, Geletneky B, Ohle M, Koch MJ, Friedrich Ding PG, Wolff D, Dreyhaupt J, Martin N, Staehle HJ, Pfefferle T. Mineral trioxide aggregate or calcium hydroxide direct pulp capping: an analysis of the clinical treatment outcome. J Endod. 2010; 36: 806-813.

9) Chung CJ, Kim E, Song M, Park JW, Shin SJ. Effects of two fast-setting calcium-silicate cements on cell viability and angiogenic factor release in human pulp-derived cells. Odontology. 2016; 104: 143-151.

10) Lee H, Shin Y, Kim SO, Lee HS, Choi HJ, Song JS. Comparative study of pulpal responses to pulpotomy with ProRoot MTA, RetroMTA, and TheraCal in dogs' teeth. J Endod. 2015; 41: 1317-1324.

11) Kang SH, Shin YS, Lee HS, Kim SO, Shin Y, Jung IY, Song JS. Color changes of teeth after treatment with various mineral trioxide aggregate-based materials: an *ex vivo* study. J Endod. 2015; 41: 737-741.

12) Kang CM, Kim SH, Shin Y, Lee HS, Lee JH, Kim GT, Song JS. A randomized controlled trial of ProRoot MTA, OrthoMTA and RetroMTA for pulpotomy in primary molars. Oral Dis. 2015; 21: 785-791.

13) Kim Y, Kim S, Choi N. Regenerative endodontic treatment without discoloration of infected immature permanent teeth using Retro MTA: two case reports. J Korean Acad Pediatr Dent. 2014; 41: 335-343

14) Siboni F, Taddei P, Prati C, Gandolfi MG. Properties of NeoMTA Plus and MTA Plus cements for endodontics. Int Endod J. 2017; 50 Suppl 2: e83-e94.

15) Rodrigues EM, Cornelio ALG, Mestieri LB, Fuentes ASC, Salles LP, Rossa-Junior C, Faria G, Guerreiro-Tanomaru JM, Tanomaru-Filho M. Human dental pulp cells response to mineral trioxide aggregate (MTA) and MTA Plus: cytotoxicity and gene expression analysis. Int Endod J. 2017; 50: 780-789.

16) Santos AD, Araujo EB, Yukimitu K, Barbosa JC, Moraes JC. Setting time and thermal expansion of two endodontic cements. Oral Surg Oral Med Oral Pathol Oral Radiol Endod. 2008; 106: e77-e79.

17) Zarrabi MH, Javidi M, Jafarian AH, Joushan B. Histologic assessment of human pulp response to capping with mineral trioxide aggregate and a novel endodontic cement. J Endod. 2010; 36: 1778-1781.

18) Estrela C, Pecora JD, Souza-Neto MD, Estrela CR, Bammann LL. Effect of vehicle on antimicrobial properties of calcium hydroxide pastes. Braz Dent J. 1999; 10: 63-72.

19) Song JS, Mante FK, Romanow WJ, Kim S. Chemical analysis of powder and set forms of Portland cement, gray ProRoot MTA, white ProRoot MTA, and gray MTA-Angelus. Oral Surg Oral Med Oral Pathol Oral Radiol Endod. 2006; 102: 809-815.

20) Choi Y, Park SJ, Lee SH, Hwang YC, Yu MK, Min KS. Biological effects and washout resistance of a newly developed fast-setting pozzolan cement. J Endod. 2013; 39: 467-472.

21) Park SJ, Heo SM, Hong SO, Hwang YC, Lee KW, Min KS. Odontogenic effect of a fast-setting pozzolan-based pulp capping material. J Endod. 2014; 40: 1124-1131.

22) Kim RJ, Kim MO, Lee KS, Lee DY, Shin JH. An *in vitro* evaluation of the antibacterial properties of three mineral trioxide aggregate (MTA) against five oral bacteria. Arch Oral Biol. 2015; 60: 1497-1502.

23) Jang JH, Kang M, Ahn S, Kim S, Kim W, Kim Y, Kim E. Tooth discoloration after the use of new pozzolan cement (Endocem) and mineral trioxide aggregate and the effects of internal bleaching. J Endod. 2013; 39: 1598-1602.

24) Jang Y, Song M, Yoo IS, Song Y, Roh BD, Kim E. A randomized controlled study of the use of ProRoot mineral trioxide aggregate and Endocem as direct pulp capping materials: 3-month versus 1-year outcomes. J Endod. 2015; 41: 1201-1206.

25) Lim ES, Park YB, Kwon YS, Shon WJ, Lee KW, Min KS. Physical properties and biocompatibility of an injectable calcium-silicate-based root canal sealer: *in vitro* and *in vivo* study. BMC Oral Health. 2015; 15: 129.

26) Vitti RP, Prati C, Silva EJ, Sinhoreti MA, Zanchi CH, de Souza e Silva MG, Ogliari FA, Piva E, Gandolfi MG. Physical properties of MTA Fillapex sealer. J Endod. 2013; 39: 915-918.

27) Silva EJ, Rosa TP, Herrera DR, Jacinto RC, Gomes BP, Zaia AA. Evaluation of cytotoxicity and physicochemical properties of calcium silicate-based endodontic sealer MTA Fillapex. J Endod. 2013; 39: 274-277.

28) Kuga MC, Campos EA, Viscardi PH, Carrilho PZ, Xavier FC, Silvestre NP. Hydrogen ion and calcium releasing of MTA Fillapex and MTA-based formulations. RSBO. 2011; 8: 271-276.

◉ バイオセラミックマテリアル製品（覆髄材）製品一覧

製品名	ProRoot MTA	NEX MTA セメント	BioMTA セメント
粉の主な組成	ポルトランドセメント 石膏	ポルトランドセメント（グレー） 石膏	炭酸カルシウム シリカ アルミナ
液	水	水	水
粉液比	36%	33%	33%
操作時間	4分	4分	2分30秒
硬化時間	5時間	90分	140分
圧縮強度	27.7 MPa（24時間後） 90 MPa（4週間後）	40 MPa（1日後） 90 MPa（4週間後）	20.5 MPa（24時間後） 109.1 MPa（3週間後）
pH	12.7（硬化後）	11.4（硬化直後）	12.5（硬化後10分） 7.5（4週間後）
造影材	酸化ビスマス	酸化ビスマス	酸化ジルコニウム
備考	現在ではバイオセラミックマテリアルのなかで最もエビデンスレベルが高く，信頼性のある材料	基礎的・臨床的エビデンスが十分ではないが，組成が従来のMTAセメントとさほど変わらないことから，類似した臨床結果が得られると推測される	初期硬化時間が早いため，硬化遅延によるウォッシュアウトや密閉性の欠如，細菌漏洩などを防止できる可能性がある

各バイオセラミックマテリアル製品の特徴

	MTAプラス ホワイト	MTAアンジェラス	エンドセム MTA	TMR-MTAセメント
	ポルトランドセメント（ホワイト） 石膏	ポルトランドセメント（ホワイト）	ポルトランドセメント（グレー） 石膏 水溶性シリカ	ポルトランドセメント（ホワイト） シリカ
	水溶性ポリマー	水	水	水
	33%	33%	33%	20%
	20分	5分	2分	3分
	55分	15分（初期硬化時間）	3分15秒（初期硬化時間）	15〜30分（初期硬化時間）
	57 MPa（7日後）	40 MPa（24時間） 65 MPa（3週間後）	44.1 MPa（4週間後）	90 MPa（24時間後） 140 MPa（1週間後）
	12.5（硬化後）	12.5（硬化後）	12.0（硬化後）	11.6（1週間後）
	酸化タンタル	酸化ビスマス（MTAアンジェラスHPではタングステン酸カルシウム）	酸化ビスマス	酸化ジルコニア
	液に水溶性ポリマーが添加されているため，その形状保持効果により練和，移送，充填が行いやすく，組織液によるウォッシュアウトが起こりにくいとされている	ProRoot MTAと比べて石膏が取り除かれているので，硬化時間が短縮されている	ポゾラン反応による速硬作用により，含有する酸化ビスマスを取り囲み象牙細管への浸透をブロックすることで，歯質への色素沈着が少ないとしている	球状のシリカ微粒子によって，粉末と水とのなじみが改善している．また，硬化に必要な水量が少ないため，硬化までの時間が短縮されている

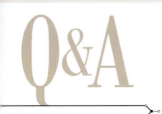

MTAセメントに関する臨床上の疑問に答える

ここでは，MTAセメントを用いるうえでよく寄せられる臨床上の疑問についてQ&A形式で解説する．

Q-1　MTAセメントの適応症は？

アメリカ歯内療法学会（AAE）の用語集（第9版，2015）には，「MTAは逆根管充填，パーフォレーションリペア，覆髄，根尖開放歯の根尖バリアとして用いられるセメント様材料である」と記されている．しかし，日本では薬事承認が得られているのは覆髄材として用いる場合のみであるため，それ以外の用途で使用する場合は，その使用について患者への説明と同意を得る必要がある．　　　　　　　　　　（神戸　良）

文献

1) American association of endodontists. Glossary of endodontic terms. 9th ed. 2015.

Q-2　MTAセメントを充填後，窩洞内に湿綿球を用いて仮封する必要はあるのか？

MTAセメントは水和反応によって硬化し，それに必要な水分は練和時に加えることが前提である．MTAセメントの硬化にだけ注目して考察すると，湿綿球は必要ないと考えられる．しかし，ProRoot MTAを例にとってみると，臨床的には数分で流動性が失われるが，この状態は硬化完了を意味するわけではない．すなわち，硬化時間は5時間以内とされているが，それ以降も硬化反応は緩徐に継続する．そして，MTAセメント練和物は水分を与えることで，物性が向上することも知られている．このようなことから，MTAセメントの充填時は，水分を含んだ綿球をMTAセメントの凝結体に接触させ，水分を保持した状態で仮封を行い，後日にMTAセメントの硬化を確認してから修復処置を行うという方法が行われることもある．MTA充填後に湿綿球を用い，後日にリエントリーする方法を採用した場合，硬化したMTAセメントの表面には綿球の繊維が付着しているため，それらを超音

波により除去してから，修復処置を行う必要がある．なお，即日修復を行うため，まだ硬化していないMTAセメントの上に充填する際は，レジン強化型グラスアイオノマーセメント（RMGI）を用いるなどの配慮が必要かもしれない．コンポジットレジンは疎水性の材料であるため，まだ硬化していないMTAセメントの上に用いる際は注意が必要である．

（神戸　良）

文　献

1) Davidson CL. Advances in glass-ionomer cements. J Appl Oral Sci. 2006; 14 Suppl: 3-9.
2) Torabinejad M, Hong CU, McDonald F, Pitt Ford TR. Physical and chemical properties of a new root-end filling material. J Endod. 1995; 21: 349-353.

Q_3 生活歯髄療法でMTAセメントを用いた場合，修復処置を行うタイミングは？

水酸化カルシウム製剤で生活歯髄療法を行った場合，3～4週間後にデンティンブリッジが形成されるので，それ以降に修復処置を行うのが好ましい．一方，MTAセメントでは，湿綿球を置いて仮封した場合には次回のアポイント時に硬化を確認してから，修復処置を開始することになる．湿綿球を置かない場合には，MTAセメント充填後に修復治療を行ってもMTAセメントの硬化には影響を及ぼさないことが報告されている．

（牛窪敏博）

文　献

1) Tsujimoto M, Tsujimoto Y, Ookubo A, Shiraishi T, Watanabe I, Yamada S, Hayashi Y. Timing for composite resin placement on mineral trioxide aggregate. J Endod. 2013; 39: 1167-1170.

Q_4 MTAセメントの硬化後，接着操作を行う場合の注意事項は？

硬化したMTAセメントの上にコンポジットレジン充填を行う場合は，通常どおりの接着ステップで問題ない．ただし，酸性下で硬化すると封鎖性が低下することなども指摘されており，硬化前に37％リン酸エッチングを行うとMTAセメントの圧縮強度が有意に低下したことを示す報告などがあることから，硬化前に行う場合には注意が必要である．

（牛窪敏博）

文　献

1) Lemos Martins Sicuro S, Gabardo MC, Castiglia Gonzaga C, Dias Morais N, Baratto-Filho F, Correr Nolasco GM, Leonardi DP. Bond strength of self-adhesive resin cement to different root perforation materials. J Endod. 2016; 42: 1819-1821.

Q_5 MTAセメントを用いてパーフォレーションリペアを行う場合，Internal Matrix Concept に基づいて行うべきか？

A Internal Matrix Conceptとは，パーフォレーションリペアを行う際，修復材が過剰に押し出されることを予防したり，パーフォレーション部位からの止血や歯肉増殖の予防を目的としてパーフォレーション部の歯根膜側にマトリックスを設置し，その上からパーフォレーション修復材を充填することである．マトリックス材としては，硫酸カルシウム，コラテープなど吸収性で操作性の良い材料が理想的である．しかし，MTAセメントをパーフォレーション修復材として用いる場合，Internal Matrix Conceptに基づいて行う必要はないものと考えられる．その理由として，MTAセメントは生体適合性に優れた材料であるため，パーフォレーション部からの押し出しがあったとしても治癒を阻害することがないからである．また，MTAセメントは親水性であることから，パーフォレーションリペアには非常に有利な物性を持ち合わせているためでもある．

（神戸　良）

文献
1) Lemon RR. Nonsurgical repair of perforation defects. Internal matrix concept. Dent Clin North Am. 1992; 36: 439-457.

Q_6 MTAセメントを使用した場合，歯質の変色はなぜ起こるのか？

A 歯に変色を引き起こす原因は，MTAセメントに含まれる酸化ビスマス（造影材）である．そこで，酸化ビスマスの代わりに酸化ジルコニウムを造影材として用いた製品が発売されている．高い審美性が求められる部位へMTAセメントを使用する際は，歯の変色が起こる可能性に留意する必要がある．しかし，MTAセメントには歯の変色が起こるリスクがあるが，同じ使用目的で使用されてきた他の材料と比較して生物学的に非常に有利な物性を兼ね備えた材料であるため，歯の変色を起こす可能性があるという欠点だけをあまりクローズアップするわけにはいかないであろう．

（神戸　良）

文献
1) Kang SH, Shin YS, Lee HS, Kim SO, Shin Y, Jung IY, Song JS. Color changes of teeth after treatment with various mineral trioxide aggregate-based materials: an *ex vivo* study. J Endod. 2015; 41: 737-741.

Q-7 MTAセメントの除去は可能か?

A パーフォレーションリペアや逆根管充填のように，充填材の厚みが3 mm程度であれば除去は可能である．MTAセメントは，通常の超音波チップではほとんど削ることができないため，バーやダイヤモンドチップを用いて削除することとなる．そのため，MTAセメントで根管充填した場合，大まかな除去はできるが，完全な除去は多くの歯質を削除することとなるので，不可能である．特に彎曲根管で根尖1/3付近では，明視野での器具操作がほぼできないため，除去はさらに困難となる．

（牛窪敏博）

文献

1) Boutsioukis C, Noula G, Lambrianidis T. *Ex vivo* study of the efficiency of two techniques for the removal of mineral trioxide aggregate used as a root canal filling material. J Endod. 2008; 34: 1239-1242.

INDEX

あ

- 圧縮強度 ... 11, 92
- 圧迫止血 ... 38, 57
- アピカルクロージャー ... 28
- アピカルストップ ... 26, 28
- アピカルプラグ ... 28, 30, 32
- アピカルリーケージ ... 15
- アンダー根管充填 ... 27
- インフェクションコントロール ... 15, 49
- エンドセム MTA ... 88, 93
- エンドセム MTA premixed ... 89
- 押し出し強度 ... 9, 12
- オーバー根管充填 ... 27

か

- カスタマイズドガッタパーチャ ... 28
- 機械的強度 ... 11
- 逆根管充填材 ... 10, 35, 43
- 吸収性組織 ... 80
- クロルヘキシジン ... 13
- ケイ酸三カルシウム ... 7, 8, 36
- 外科的歯内療法 ... 34, 37, 42
- 硬化型水酸化カルシウム製剤 ... 55, 60
- 抗菌性 ... 12
- コロナルリーケージ ... 15, 44
- 根管充填 ... 44, 47
- 根管充填材 ... 10, 27
- 根尖破壊 ... 26
- 根尖閉鎖 ... 28
- 根未完成歯 ... 11, 64, 74

さ

- 細菌感染 ... 15, 31, 45
- 細菌漏洩 ... 14
- 再生歯内療法 ... 69
- 酸化ビスマス ... 7, 60, 96
- 次亜塩素酸ナトリウム溶液 ... 22, 57, 60, 69
- 歯根吸収 ... 76
- 歯根破折 ... 67, 68, 72
- 湿潤養生 ... 9
- ショートフィリング ... 28
- シングルポイント法 ... 52
- 侵襲性歯頸部外部吸収 ... 76, 80
- 親水性 ... 15, 49
- 水硬性セメント ... 7, 8, 35
- 水酸化カルシウム ... 30, 54, 65, 66, 74
- 水溶性ポリマー ... 87
- 水和反応 ... 8, 65
- ストリップパーフォレーション ... 18
- 生活歯髄保存療法 ... 10, 54, 95
- 生体適合性 ... 13, 15, 30, 36, 55, 65, 67
- セメント質様硬組織 ... 14
- 全部断髄 ... 58

た

- 断髄 ... 58
- 超音波チップ ... 38, 97
- 直接覆髄 ... 56, 63
- デンティンブリッジ ... 55, 57, 65, 95

な

- 内部吸収 ... 77, 83

は

- バイオセラミックシーラー ... 8, 44, 47
- バイオセラミックス ... 6, 36
- バイオセラミックマテリアル ... 6, 35, 41, 81, 84
- ハイドロキシアパタイト ... 7, 35
- パーフォレーション ... 9, 11, 18, 22, 25, 79, 83
- 封鎖性 ... 10, 15, 30, 35, 55, 65, 67
- 不可逆性歯髄疾患 ... 58
- 覆髄材 ... 54, 65, 84
- 部分断髄 ... 58
- フラッシュ根管充填 ... 27
- ペーパーロック ... 49
- 変色 ... 60, 67, 96
- ポゾラン反応 ... 88
- ポルトランドセメント ... 7, 85

ま

- 曲げ強度 ... 12
- モノブロック化 ... 8

ら

- リッジ ... 18, 19
- リン酸エッチング ... 12, 95

欧文

- Apexification ... 28, 30, 65, 67
- Apexogenesis ... 64, 67
- BioMTA ... 86, 92
- EndoSequence BC RRM パテ ... 36
- EndoSequence BC sealer ... 47
- Hydraulic Condensation Technique ... 47, 49, 50
- Internal Matrix Concept ... 20, 96
- MTA アンジェラス ... 87, 93
- MTA フィラペックス ... 90
- MTA プラス ホワイト ... 87, 93
- NEX MTA セメント ... 85, 92
- ProRoot MTA ... 7, 35, 84, 92
- Revascularization ... 64, 68
- TMR-MTA セメント ... 88, 93
- Walking Bleach ... 12

【編者略歴】

牛窪　敏博
1988 年　朝日大学歯学部卒業
1992 年　うしくぼ歯科開業
2008 年　ペンシルバニア大学歯内療法学教室
　　　　インターナショナルプログラムエンドドンティックレジデント修了
　　　　大阪市内にて歯内療法専門医院開設
2011 年　東京歯科大学歯内療法学講座専攻生修了
2015 年　日本歯内療法学会指導医取得
　　　　東京歯科大学大学院歯学研究科修了（歯学博士）
2016 年　東京歯科大学非常勤講師

U'z デンタルクリニック
〒556-0021　大阪市浪速区幸町 1-3-19　昭和綜合管理本社ビル 4 階
Tel. 06-6567-6181

神戸　良
2005 年　昭和大学歯学部卒業
2012 年　ペンシルバニア大学歯内療法学教室マイクロサージェリーコース修了
2013 年　京都市内にて歯内療法専門医院開設

良デンタルクリニック
〒600-8216　京都市下京区東塩小路町 579-1　山崎メディカルビル 7 階
Tel. 075-353-6118

MTA を用いたエンドの臨床
予知性の高いバイオセラミック
マテリアルの応用法　　　　　　　ISBN978-4-263-44529-7

2018 年 6 月 25 日　第 1 版第 1 刷発行
2023 年 6 月 5 日　第 1 版第 2 刷発行

　　　　　　　　編　集　牛　窪　敏　博
　　　　　　　　　　　　神　戸　　　良
　　　　　　　　発行者　白　石　泰　夫
　　　　　　　　発行所　医歯薬出版株式会社

〒113-8612　東京都文京区本駒込 1-7-10
TEL.（03）5395-7638（編集）・7630（販売）
FAX.（03）5395-7639（編集）・7633（販売）
https://www.ishiyaku.co.jp/
郵便振替番号　00190-5-13816

乱丁，落丁の際はお取り替えいたします　　印刷・教文堂／製本・愛千製本所
© Ishiyaku Publishers, Inc., 2018. Printed in Japan

本書の複製権・翻訳権・翻案権・上映権・譲渡権・貸与権・公衆送信権（送信可能化権を含む）・口述権は，医歯薬出版㈱が保有します．
本書を無断で複製する行為（コピー，スキャン，デジタルデータ化など）は，「私的使用のための複製」などの著作権法上の限られた例外を除き禁じられています．また私的使用に該当する場合であっても，請負業者等の第三者に依頼し上記の行為を行うことは違法となります．

JCOPY ＜出版者著作権管理機構　委託出版物＞
本書をコピーやスキャン等により複製される場合は，そのつど事前に出版者著作権管理機構（電話 03-5244-5088，FAX 03-5244-5089，e-mail：info@jcopy.or.jp）の許諾を得てください．